DE LA

PACHYMÉNINGITE

CERVICALE HYPERTROPHIQUE

(D'ORIGINE SPONTANÉE)

PAR LE Dʳ A. JOFFROY

Ancien interne des hôpitaux de Paris,
Secrétaire de la Société de biologie,
Membre de la Société anatomique.

AVEC UNE PLANCHE EN LITHOGRAPHIE

PARIS

ADRIEN DELAHAYE, LIBRAIRE-ÉDITEUR

PLACE DE L'ÉCOLE-DE-MÉDECINE

1873

DE LA

PACHYMÉNINGITE

CERVICALE HYPERTROPHIQUE

(D'ORIGINE SPONTANÉE)

PAR LE Dr A. JOFFROY

Ancien interne des hôpitaux de Paris,
Secrétaire de la Société de biologie,
Membre de la Société anatomique.

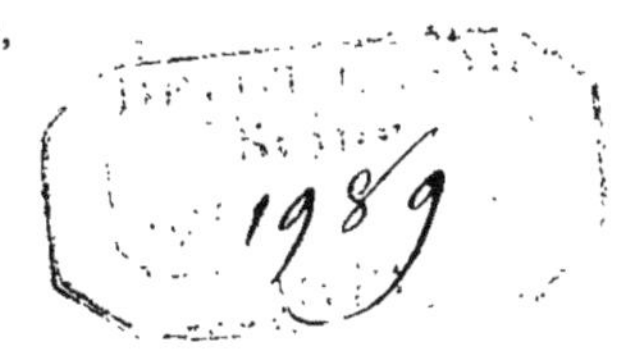

AVEC UNE PLANCHE EN LITHOGRAPHIE

PARIS

ADRIEN DELAHAYE, LIBRAIRE-ÉDITEUR

PLACE DE L'ÉCOLE-DE-MÉDECINE

1873

PACHYMÉNINGITE

CERVICALE HYPERTROPHIQUE

(d'origine spontanée).

La pachyméningite cervicale hypertrophique ne doit pas être regardée comme n'intéressant que l'anatomo-pathologiste. C'est la variété la plus fréquente de la pachyméningite spinale et elle constitue un type clinique bien défini. La pachyméningite cervicale hypertrophique est caractérisée par un ensemble symptomatique assez précis pour permettre de la reconnaître, et dans cette affection le diagnostic a une importance immédiate, car la thérapeutique doit intervenir activement et la guérison ou l'amélioration du malade peuvent récompenser les efforts du médecin, résultat malheureusement assez rare dans les maladies chroniques du système nerveux.

On pourra s'étonner que nous n'ayons pas donné la description de la pachyméningite spinale chronique, et que nous ayons limité notre étude au renflement cervical. Ce n'est pas seulement en effet dans cette

seule région que la dure-mère peut subir un épaississement inflammatoire considérable, mais la symptomatologie varie suivant que la lésion siége aux régions cervicale, dorsale, ou lombaire, et nous croyons que dans
une description générale il aurait été nécessaire de laisser de côté des détails utiles. Du reste, la prédisposition
que présente dans sa partie supérieure la dure-mère
rachidienne, et les troubles considérables qui se
montrent alors dans les membres supérieurs distinguent tellement la variété cervicale des variétés dorsale ou lombaire, qu'un travail sur ce type clinique n'a
pas besoin d'être plus amplement justifié.

L'affection que nous allons décrire n'a été jusqu'à
ce jour l'objet d'aucune monographie. L'historique de
la question se réduit donc a bien peu de chose. Nous
avons trouvé une observation qui se rapporte certainement à notre sujet dans le Traité d'Abercrombie sur
les maladies de l'encéphale et de la moelle épinière.

M. Gull en 1858 a publié dans Guy's Hospital
Reports une seconde observation très-remarquable
et accompagnée d'une planche que nous reproduisons à cause de son importance. Un troisième cas
est cité dans la Monographie der meningitis spinalis
de M. Kœlher (1861). En 1869, M. Charcot et moi,
nous avons publié dans les Archives de Physiologie
un mémoire, accompagné de planches, et renfermant un nouvel exemple de l'épaississement chronique de la dure-mère rachidienne à la région cervicale.

Peu de temps après, M. Charcot en observa un second cas dans son service de la Salpêtrière. Les détails
de cette observation avec nécropsie, ont été commu-

niques à la Société de Biologie par M. Pierret. A la suite de cette communication, M. Charcot insista sur l'importance du tableau clinique et en particulier de la période douloureuse.

Voilà les éléments les plus importants qui nous ont guidé dans notre travail. Nous y avons ajouté l'histoire de deux malades qui sont actuellement dans le service de M. Charcot et un fait qu'il a observé dans sa pratique civile.

Je prie M. Charcot de vouloir bien me permettre de lui exprimer publiquement ma vive gratitude pour ses excellents conseils qui ne m'ont jamais manqué depuis plusieurs années, et pour la bienveillance avec laquelle il a mis à ma disposition les documents qu'il possédait sur l'affection que je vais décrire.

Je prie également M. Vulpian d'agréer les sentiments de profonde reconnaissance d'un de ses élèves les plus attachés. Je n'oublierai jamais que c'est lui qui m'a enseigné la voie à suivre et a guidé mes premiers pas dans la science.

ANATOMIE PATHOLOGIQUE

Comme l'indique le nom de la maladie que nous
étudions, les principales altérations que l'on y observe
existent au niveau du renflement cervical de la moelle,
et surtout du côté des méninges de cette région. Nous
sommes convaincu, en effet, que sur un sujet atteint de
pachyméningite chronique cervicale, succombant acci-
dentellement au sortir de la période douloureuse, la
moelle et les nerfs, à la région cervicale, ne présentent
que des lésions peu avancées ; cependant, il est de règle
que l'inflammation ne reste pas circonscrite aux enveloppes, et que, soit par voie de continuité, soit sous
l'influence de la compression, elle se développe dans
le tissu avoisinant de la moelle et dans les nerfs qui
en partent. Ces altérations, pour être secondaires,
n'en ont pas une moindre importance : ce sont elles
qui déterminent les phénomènes de paralysie et
d'atrophie et les divers troubles de nutrition que l'on
peut observer en pareil cas. Aussi seront-elles dans
ce travail l'objet d'une étude attentive.

Nous diviserons donc les lésions de la pachyméningite chronique cervicale en :

1° *Lésions centrales*, comprenant celles des méninges (*a*), et celles de la moelle (*b*) ;

Et 2° *Lésions périphériques*, comprenant celles des
nerfs (*c*), et des muscles (*d*).

Enfin, nous signalerons très-brièvement d'autres al-

térations, les unes trophiques, comme les précédentes ;
les autres, liées d'une manière moins immédiate au
processus morbide et rencontrées habituellement du
côté des organes thoraciques.

1° LÉSIONS CENTRALES.

a. Altérations des méninges. — Lorsqu'on a ouvert
le rachis pour enlever la moelle, on remarque que la
portion cervicale du canal, qui est de beaucoup la plus
large, est plus ou moins complètement remplie par
une sorte de tumeur allongée que forment les méninges
épaissies. Lorsque ensuite on enlève la moelle, on
trouve que cette tumeur adhère par sa face antérieure
au ligament fibreux qui recouvre le corps des vertèbres. Mais, c'est lorsque le cordon médullaire est
extrait de son canal, que l'on se rend le mieux compte
de la forme nouvelle du renflement cervical. Il présente vers son milieu, un peu plus haut, ou un peu
plus bas, un épaississement considérable, et, à partir
de ce point, la lésion s'atténue, au-dessus et au-dessous, dans une étendue qui peut varier de 6 à 7 centi-
mètres environ. On a donc là une tumeur fusiforme,
et dont un bel exemple est reproduit fig. I. En
dehors des limites du renflement, la dure-mère et la
pie-mère ne présentent ordinairement pas d'adhérences et ne sont le siége d'aucune lésion bien importante. Mais, à ce niveau, elles sont complètement confondues sans qu'il soit possible, dans certains cas, de
les séparer.

Si l'on fait une coupe transversale des méninges et
de la moelle dans cette région, on voit, comme dans

la fig. II, que la dure-mère est considérablement épaissie, et que la surface de section présente une forme ovalaire à grand diamètre transversal, comme s'il y avait eu un aplatissement d'avant en arrière. Cette particularité se trouve mentionnée dans toutes les observations.

Le tissu des méninges épaissies est résistant, élastique, d'aspect fibreux et disposé d'une manière plus ou moins marquée en couches concentriques. Parfois, comme dans un cas cité plus loin, la dure-mère épaissie est nettement divisée en deux couches qui paraissent complètement distinctes.

Au-dessous de la dure-mère, on distingue la pie-mère, beaucoup moins épaissie. Tantôt ses adhérences à la dure-mère sont telles, qu'on peut encore les rompre, et, par la dilacération, séparer les deux méninges l'une de l'autre. D'autres fois, l'adhésion est telle, que la séparation ne peut plus se faire, et que la limite entre les deux membranes n'est plus marquée que par une disposition feuilletée, plus prononcée au niveau de leur jonction.

Cet épaississement des enveloppes de la moelle lui forme un manchon dur, résistant, et d'ordinaire plus épais en arrière qu'en avant. Dans les deux cas que nous avons vus dans le service de M. Charcot, comme dans celui dont M. Gull a publié la relation, avec le dessin des coupes de la moelle et des méninges, au niveau de la lésion, cette particularité est bien marquée. Aussi, nous rappelant que dans quelques cas de méningite cérébro-spinale, que nous avons étudiés chez l'enfant et chez l'adulte, les dépôts fibrineux et purulents étaient également plus abondants à la région postérieure, sommes-nous porté à ne pas voir là le fait du hasard, mais bien plutôt l'expression d'une règle générale dont l'explication nous échappe.

L'épaisseur des méninges altérées peut atteindre ainsi 6 à 7 millimètres.

Sur les préparations microscopiques, ce tissu, que dans un travail fait avec M. Charcot nous avons comparé au tissu de la cornée, tant au point de vue de l'aspect que de la consistance, est constitué par des faisceaux de tissu conjonctif fibroïde, disposés régulièrement par couches concentriques, et séparés de distance en distance par des espaces lacunaires fusiformes ou étoilés. Les vaisseaux sont augmentés de nombre et leurs parois sont fort épaisses. Au microscope comme à l'œil nu, les deux méninges, bien que d'une structure analogue, sont assez distinctes pour que l'on puisse établir de la façon la plus nette que c'est la dure-mère qui fait presque à elle seule tous les frais de cet épaississement considérable.

Quelle est la nature de cet épaississement et comment se produit-il ? Si l'on raisonne par analogie, on est porté à croire que ce travail est semblable à celui qui se passe parfois dans la cavité crânienne. Seulement on ne peut s'empêcher d'être frappé d'une différence très-tranchée.

D'une part, dans le crâne, on observe fréquemment la pachyméningite avec hématomes plus ou moins volumineux et rarement cette lésion est purement hypertrophique. C'est presque dans des conditions inverses que la pachyméningite évolue dans le rachis. Car les hémorrhagies consécutives y sont alors aussi peu abondantes que rares et il est assez fréquent d'y rencontrer l'inflammation chronique des méninges purement hypertrophique.

Pour nous édifier sur le mode de production de cet épaississement des méninges nous avons examiné d'abord avec soin les dessins du cas de M. Gull, où l'on croit voir un épaississement général de la dure-mère.

Dans le cas que nous avons fait connaître conjointement avec M. Charcot, nos préparations ne sont pas plus probantes. On aperçoit bien la ligne de démarcation de la pie-mère, mais il n'est pas possible de distinguer le tissu de nouvelle formation de celui qui préexistait. On est frappé par l'arrangement concentrique qu'affectent des lamelles mal isolées, mais c'est là, comme on le sait, l'apparence que l'on retrouve dans la dure-mère, à l'état normal (fig. II).

Chez la seconde malade, dont M. Charcot a fait l'autopsie, la disposition a quelque chose de plus instructif. On voit, en effet, sur les préparations de M. Pierret, que la coque fibreuse, qui enveloppe la moelle, est composée de dedans en dehors, par la pie-mère hypertrophiée, puis par deux couches également épaisses et assez distinctes. La plus externe paraît être la dure-mère hypertrophiée et l'autre résulte probablement de l'organisation à sa surface interne des produits inflammatoires. On voit donc que, même dans ce cas, on est obligé de mettre en cause non-seulement la face interne, mais la totalité de la dure-mère.

Nous avons dit précédemment que la tumeur formée par les méninges épaissies, adhérait au ligament vertébral postérieur. Ce n'est là, à coup sûr, qu'un phénomène secondaire, car la dure-mère saine ne s'enflamme que difficilement lorsque sa face externe est irritée ; il faut pour cela des conditions spéciales. M. Michaud les a déterminées en étudiant la *pachyméningite externe* dans le mal de Pott, et il a pu dire que : « l'irritation de cette membrane, par un angle osseux ou par une esquille, paraît insuffisante pour amener son inflammation et son épaississement. » (1). D'autre part, il a établi que dans la pachyméningite externe, la surface interne est le plus souvent indemne de toutes lésions. Nous sommes donc autorisé, d'après cela, à regarder les adhérences qui s'établissent entre la dure-mère et le ligament vertébral postérieur comme le résultat d'une pachyméningite externe secondaire, et nous inclinons à penser que le phénomène primitif est une *pachyméningite interne.*

C'est principalement lorsque la dure-mère reste sous l'influence d'une irritation de longue durée qu'on observe l'ossification partielle de son tissu et qu'il se développe de véritables plaques osseuses. M. Michaud (2) en a signalé dans la pachyméningite externe. Ollivier d'Angers, Andral et d'autres avaient depuis longtemps attiré l'attention sur ce point.

La coque fibreuse, formée suivant le mécanisme qui vient d'être exposé, est naturellement traversée par les racines antérieures et postérieures ; mais, pour ne pas traiter en deux endroits différents les altérations des nerfs, nous n'en parlerons que plus loin.

Dans certains cas, il semble que cette pachyméningite ne soit pas aussi bien limitée. L'adhérence de la

(1) Michaud. De la méningite et de la myélite dans le mal vertébral. Thèse de Paris, 1868.

(2) Loc. cit.

dure-mère et de l'arachnoïde, et même un certain épaississement des méninges s'observent à quelque distance du foyer principal de la lésion, soit au-dessus, soit au-dessous. Lorsqu'elle s'étend ainsi vers le bulbe, on observe des complications de paralysie labio-glosso-laryngée, comme dans l'observation d'Abercrombie, reproduite plus loin. Les modifications symptomatiques, apportées par l'extension du travail inflammatoire à la région dorsale, sont beaucoup moins accentuées, parce qu'il est fréquent, comme nous allons le dire, de voir se développer secondairement, dans cette région de la moelle, une myélite chronique.

b. Altérations de la moelle. — Si l'on a bien présentes à l'esprit les relations qui unissent la pie-mère au réticulum de tissu conjonctif de la moelle, on comprendra facilement que celle-ci doit s'enflammer, lorsqu'il existe une inflammation un peu intense de la pie-mère, et l'état de la moelle sera différent suivant que le processus inflammatoire sera aigu, subaigu ou chronique. Mais on manque complètement de données anatomiques précises sur ces altérations à leur début.

Dans un cas de pachyméningite cervicale externe, causée par une carie des vertèbres, j'ai pu étudier, chez un malade mort dans le service de M. Broca, la moelle qui était, au niveau du renflement, le siége d'une myélite intéressant une grande partie de son épaisseur. Le tissu était ramolli, et formait une bouillie dans laquelle l'examen microscopique ne démontrait absolument aucun corps granuleux, mais uniquement une abondance assez grande de noyaux. Après dur-

cissement dans l'acide chromique, l'étude de la substance nerveuse, au voisinage du foyer de ramollissement, a montré qu'il s'agissait là d'une myélite
subaiguë avec multiplication inégale des noyaux
et hypertrophie assez considérable des cylindres d'axe.

L'observation des malades apprend qu'il survient parfois très-rapidement de la paralysie ; or la
manifestation subite ou rapide de ce symptôme, qui
était rapporté autrefois à l'hématomyélie, ne doit être
mise que sur le compte de la myélite aiguë, comme
l'enseigne M. Charcot. Il y a donc quelque raison de
penser que, parfois, il se développe de la myélite aiguë
consécutivement à l'inflammation chronique des méninges.

Quant à la myélite chronique, elle peut exister
d'emblée, ou succéder à la myélite aiguë ou subaiguë.
Ce sont les altérations qui la caractérisent, que l'on
rencontre dans les quelques observations avec autopsie, rapportées par les auteurs ou par nous-même.

Comme il a été dit précédemment, c'est une inflammation secondaire dont le siége n'a rien de plus constant que l'étendue : tantôt corticale et n'intéressant
que la périphérie de la moelle ; d'autres fois amenant,
dans presque toute l'épaisseur du cordon spinal, la
disparition de la substance nerveuse qui est remplacée
par une matière plus ou moins molle, et plus souvent
par un tissu conjonctif, dense, fibroïde, rétracté, renfermant des vaisseaux nombreux, sinueux et à parois
très-épaisses. Il y a alors une sorte de fusion qui
s'opère entre les enveloppes enflammées et ce tissu de
myélite chronique. C'est alors que la moelle présente
cet aspect particulier caractérisé par un aplatisse-

ment antéro-postérieur tel qu'on le concevrait s'il se produisait sous l'influence d'une compression. Mais il ne faudrait cependant pas voir, dans cette formation, la preuve que les méninges hypertrophiées ont comprimé la moelle dans le sens de l'aplatissement ; car cette sorte d'écrasement de la moelle se rencontre dans les myélites chroniques sans méningite. Nous avons, il y quelques jours, fait la nécropsie d'une femme morte dans le service de M. Charcot, et chez laquelle cette particularité était très-accentuée, quoique les méninges fussent intactes. Il y a donc lieu de penser qué la forme aplatie , toujours rencontrée dans le renflement cervical lorsqu'il est le siége d'une pachyméningite hypertrophique, doit être en grande partie rapportée à la myélite chronique.

Ce sont probablement des cas de pachyméningite avec myélite chronique que les auteurs ont décrit sous le nom d'*hypertrophie de la moelle épinière* (Laënnec (1), Andral (2), Hutin (3),) confondant ainsi l'épaississement des méninges avec l'augmentation de volume de la moelle.

Dans les points où s'est opérée cette transformation fibroïde, et principalement dans la substance grise, on rencontre assez fréquemment des cavités à contours généralement irréguliers et à diamètres variables. Elles renferment, soit de la sérosité, soit un tissu granuleux amorphe et sans consistance.

Deux interprétations ont été mises en avant pour expliquer leur formation. Certains auteurs, et ce sont les Allemands surtout qui ont soutenu cette opinion,

(1) Leçons orales, 1823. Cité par Ollivier d'Angers,
(2) Dict. de méd., 1re édit., art. Moelle, t. XIV.
(3) Nouv. Biblioth. med., ann. 1828, t. I, p. 159.

veulent voir là une dilatation du canal central. M. Kœhler se rattache à cette opinion dans l'observation rapportée plus loin. Nous ne nions nullement l'existence, dans certains cas, d'une dilatation véritable du canal central. Mais nous ne saurions accepter la théorie, qui veut faire de cette dilatation l'origine des canaux que l'on rencontre parfois dans les foyers de myélite chronique. Une inflammation chronique, dit-on, s'établit dans la commissure de la substance grise au voisinage du canal central. La structure spéciale du tissu nerveux en ce point est éminemment favorable à ce genre d'altération. Au bout d'un certain temps, le tissu enflammé se rétrécit et exerce ainsi sur toute la circonférence de l'épendyme une traction excentrique, qui élargit le canal central, de la même manière que la sclérose pulmonaire amène la dilatation bronchique. Mais rien n'est moins exact que ce rapprochement.

Il est bien vrai que le tissu de la commissure grise s'enflamme facilement, surtout au voisinage du canal central. Mais quel est un des premiers effets de cette inflammation? C'est précisément l'oblitération du canal qui a, comme on le sait, une grande tendance à se remplir d'éléments de nouvelle formation, à tel point qu'il est très-rare de le trouver encore perméable chez des sujets d'un âge mûr qui n'ont cependant jamais eu aucun trouble dénotant une affection de la moelle. Il ne reste plus trace alors du canal central, ni de l'épendyme. A leur place, et dans une certaine étendue de la commissure, on trouve un tissu formé par des éléments très-nombreux, tassés les uns contre les autres, et ayant une forme polyédrique. Au milieu d'eux se voient, au voisinage du point où était le canal central, les gros vaisseaux qui existent à l'état de santé et dont les parois sont fort épaissies. Il est difficile, dans ces conditions, d'admettre que ce tissu, en se rétractant, amène la dilatation d'un canal qui n'existe plus. Cependant, nous le répétons, nous ne nions en aucune façon l'existence, dans certains cas, de la dilatation du canal central; mais nous ne pouvons voir là une explication générale de ces foyers de désintégration, quelquefois très-irréguliers, qui ne sont pas rares dans la moelle.

Il nous semble bien plus simple et bien plus naturel d'admettre que le tissu de la moelle, lorsqu'il est fortement altéré, subit un travail régressif et tend à disparaître. Il se passe là ce que l'on voit dans l'encéphale. A la périphérie d'un petit foyer de ramollissement, il se développe de l'inflammation interstitielle dont le résultat est d'enfermer, pour ainsi dire, le foyer ramolli. Un espace plus ou moins régulier se trouve ainsi limité par cette paroi, et le tissu ramolli se désorganise de plus en plus, formant d'abord ce que dans la moelle on a désigné sous le nom de foyer de désintégration et pouvant arriver à former un véritable kyste entouré d'une paroi propre. Cette théorie de la désintégration du tissu enflammé permet de comprendre comment il peut exister plusieurs de ces canaux, comme il peut se faire que tantôt ils soient remplis par une matière amorphe et complètement désorganisée et tantôt par de la sérosité. On s'explique du reste facilement pourquoi ces foyers se développent presque toujours dans la substance grise. C'est que l'inflammation y est habituellement plus vive que dans la blanche. On peut même aller plus loin

encore et expliquer comment ces foyers de désintégration occupent généralement le centre de la moelle.
On sait en effet, que dans certaines circonstances, dans
le tétanos, par exemple, la moelle se trouve sous l'influence d'un état particulier, qui se traduit cliniquement par une excitabilité exagérée, et anatomiquement par des caractères qui semblent varier suivant
les cas. Il est de règle de trouver une congestion plus
ou moins marquée des méninges et de la moelle ; c'est
là un effet constant du tétanos. En général, on ne
trouve pas de lésion dans le tissu même de l'axe spinal ; cependant, parfois on a trouvé une véritable
myélite.

M. Michaud (1) a publié quelques-uns de ces cas
bien étudiés. Où siége alors l'inflammation? Toujours
au même point : dans la commissure grise, au voisinage du canal central. Il semble donc que, non-seulement la substance grise a plus de tendance à s'enflammer que la substance blanche, mais encore que,
dans la substance grise, une des parties les plus irritables est la région qui avoisine le canal central. Si
c'est là un siége de prédilection pour l'inflammation,
ce sera aussi un siége de prédilection pour la désintégration. Là se formeront ces cavités tapissées d'une
membrane épaisse que l'on pourra *a priori* prendre
pour l'épendyme épaissie entourant le canal central
dilaté. Un examen à l'œil nu ne suffit donc pas pour
affirmer que l'on a affaire à une dilatation du canal
épendymaire et non à un foyer de désintégration.
M. Hallopeau (2), ayant à discuter ce point à propos

(1) Michaud. Arch. de phys., 1872.
(2) Hallopeau. Comptes-rendus de la Société de biologie, 1869.

d'une observation qu'il publiait, est arrivé à des conclusions analogues.

Avant de terminer la description du foyer de myélite chronique, auquel peut donner lieu la pachyméningite interne, il est une remarque qu'il est très-important de faire.

Lorsqu'on examine une coupe mince de la moelle faite au niveau de ces lésions profondes, on est souvent frappé de voir au milieu d'un tissu dense, fibroïde, et ne rappelant nullement le tissu nerveux, de petits îlots de substance blanche, quelquefois même de substance grise, qui ont conservé tous les attributs de l'état normal. C'est là une particularité que l'on ne peut voir à l'œil nu, mais qui apparaît de la façon la plus nette, dans les préparations microscopiques. On s'explique plus facilement par la persistance de ces petits îlots de substance blanche, et de ces véritables oasis de substance grise, comment les troubles de la sensibilité ou même de la motilité ne sont pas toujours en rapport avec l'étendue de la lésion. Nous avons été frappés de ce fait dans l'examen du cas que nous avons étudié avec M. Charcot, M. Gull fait la même remarque à propos de son observation.

La myélite chronique qui se développe de la sorte, forme, à la région cervicale, un foyer primitif, irrégulier dans sa forme, frappant tantôt de préférence les cordons postérieurs, tantôt les antéro-latéraux et s'étendant plus ou moins à la substance grise, dont les éléments principaux, les cellules nerveuses, peuvent ainsi disparaître complètement par atrophie secondaire. Ce foyer ainsi formé est d'ordinaire le point de départ d'une dégénération ascendante et descendante, qui n'offre ici rien de particulier et qui s'établit généralement suivant les lois formulées par MM. Turck, Vulpian, Charcot, Bouchard. Au-dessous de la lésion, ce sont les faisceaux antéro-latéraux qui sont le siége de la dégénération, tandis qu'au-dessus ce sont les cordons de Goll. Il n'est ici question que des dégénérations systématiques et non de ces expansions irrégulières qui, partant du foyer primitif, peuvent se faire soit en haut dans la direction du bulbe, soit en bas vers la région dorsale.

Pour la description des dégénérations secondaires, qui se font suivant les lois de Turck, nous renvoyons le lecteur à la monographie de M. Bouchard (1), en faisant simplement la remarque que depuis la publication de ce travail l'étude d'un certain nombre de faits a démontré que ce n'était pas là une loi fatale. Les expériences de MM. Vulpian et Westphal, et les faits consignés par M. Michaud dans sa thèse, sont probants sur ce point. Ce dernier auteur a signalé l'absence de dégénération dans un cas, et la présence d'une dégénération ascendante dans les cordons latéraux pour un autre cas.

2º LÉSIONS PÉRIPHÉRIQUES.

a. Altérations dans les nerfs. — On a vu précédemment que les méninges hypertrophiées étaient traversées par les racines nerveuses qui parcourent des sortes de canaux creusés dans ce tissu fibreux. Il serait

(1) Bouchard. Des dégénérations secondaires de la moelle. Arch. gén. de méd.; 1866.

bien difficile de comprendre que dans les cas où la pachyméningite s'est propagée à la moelle, elle ne se fût pas propagée à ces nerfs. C'est en effet ce qui arrive, et il se produit une inflammation, soit par continuité, soit par compression. De là, des altérations dans les tubes nerveux jusqu'à leur terminaison dans les muscles, lorsque ce sont les racines motrices qui sont comprimées. Il y a donc à examiner les lésions des racines nerveuses au niveau de la compression par la pachyméningite, et celles qui affectent les nerfs périphériques moteurs.

Les deux autopsies faites dans le service de M. Charcot nous renseignent seules sur l'état des racines. Dans un cas (obs. I), sur des coupes minces de la dure-mère épaissie, et intéressant les racines nerveuses, on voit que celles-ci sont formées par des tubes nerveux régulièrement disposés et présentant tous les caractères de l'état normal. Dans l'autre cas (obs. II), les racines nerveuses n'étaient représentées que par un tissu de noyaux et de fibrilles, renfermant quelques tubes nerveux sains.

On n'a pas signalé d'altérations dans les nerfs périphériques à l'œil nu. Ils n'ont été examinés que dans un cas au microscope, ils étaient sains (obs. III). Nous expliquerons plus loin comment on peut comprendre l'état d'intégrité de ces nerfs.

b. *Altérations dans les muscles.* —Les muscles n'ont été examinés que dans des cas où il existait une myélite du renflement cervical intéressant la substance grise, et ayant amené des altérations profondes dans les cornes antérieures. On sait que dans ces circonstances les lésions que l'on rencontre sont les mêmes que dans l'atrophie musculaire protopathique. Ces altérations des fibres musculaires sont variables. Certaines fibres sont simplement atrophiées, leur diamètre transversal ayant diminué de façon à être réduit à la moitié, au tiers, même au cinquième de ce qu'il est à l'état normal. Dans d'autres, il n'y a pas d'abord d'atrophie, mais le contenu de la fibre s'est modifié de façon à rendre la striation moins apparente. Puis le contenu devient céroïde, et il n'y a plus trace de striation ni transversale ni longitudinale. En même temps, le volume de la fibre reste stationnaire pendant quelque temps, ou même peut paraître augmenté ; plus tard, il diminue. Pendant l'évolution de ces modifications, on voit en outre apparaître des granulations, les unes protéiques, les autres graisseuses. Ces dernières peuvent augmenter de telle sorte que la fibre musculaire en semble bourrée. Suivant les cas, et chez un même sujet suivant les muscles, on trouve également une multiplication parfois très-abondante des noyaux du sarcolemme. Telles sont les lésions de la fibre musculaire. Quant au périmysium et au tissu connectif intramusculaire, il devient en général le siége d'une dégénération graisseuse et parfois d'une prolifération abondante. Les vaisseaux ne présentent pas habituellement d'altération ; et il est remarquable que parfois on trouve dans un muscle profondément altéré des rameaux nerveux dont les tubes sont entièrement sains.

Ce n'est pas seulement dans les muscles que l'on observe des troubles trophiques de la nutrition, mais ce qu'il nous reste à dire sur ce point trouvera mieux sa place un peu plus loin.

Nous ne voulons pas terminer ce chapitre sans attirer de nouveau l'attention sur la tuberculose dont sont atteints généralement les sujets qui succombent au bout d'un temps plus ou moins long après avoir présenté les symptômes de la pachyméningite cervicale chronique. C'est là, comme on le sait, une complication de la plupart des maladies inflammatoire chroniques de la moelle épinière. Tantôt on verra se développer de la tuberculose miliaire aiguë, plus généralement on observera un processus chronique et on verra se former de vastes cavernes pulmonaires. Nous ne voulions que signaler ce fait.

Nous plaçons ici deux observations avec nécropsie provenant du service de M. Charcot :

OBS. I. — Atrophie musculaire progressive marquée surtout aux membres supérieurs. — Douleurs vives dans les membres revenant par accès, anesthésie dans certains points du corps. — Paralysie avec rigidité des membres inférieurs. — Lésions des cornes antérieures de la substance grise. — Foyers de désintégration granuleuse, occupant les cornes postérieures. — Sclérose rubannée, symétrique des cordons latéraux. — Epaississement considérable de la dure-mère et de la pie-mère spinales, au renflement cervical de la moelle épinière. — Par J.-M. CHARCOT et A. JOFFROY (Extrait des *Arch. de physiologie*, 1869).

A. C..., mariée à un homme qui montrait des singes dans les fêtes publiques, avait pour occupation habituelle de vendre des oranges et des sucreries dans une boutique en plein vent.

Elle était autrefois d'une forte constitution, d'une santé robuste ; dans sa jeunesse elle avait été sujette à des convulsions qui s'étaient montrées vers l'âge de 12 ans. Ces crises, probablement de nature hystérique, et qui ne s'accompagnaient pas de perte de connaissance, ni de morsure de la langue, ont disparu spontanément vers l'âge de 29 ans.

La maladie actuelle a débuté en 1865, A. C... étant alors âgée de 29 ans. M. Jaccoud, qui a étudié avec grand soin les premières phases de l'affection, en a consigné l'histoire dans un chapitre de ses Leçons de clinique médicale (1867, p. 524). Les détails qui vont suivre, jusqu'à l'admission de A. C... à la Salpêtrière, sont tous empruntés à l'observation de M. Jaccoud; nous les rapportons en abrégé.

Le 15 août 1865, A. C.... était restée exposée pendant toute la journée au froid et à la pluie et ses vêtements avaient été trempés : le lendemain, elle fut prise de quelques frissons qui se sont répétés pendant trente-six ou quarante-huit heures, et immédiatement après des douleurs sont apparues. « Ces douleurs, souvent très-vives et toujours apyrétiques, ont offert, quant à leur siége, un double caractère ; elles ont occupé la continuité des membres, suivant le trajet des cordons nerveux, et les jointures... au niveau des articulations : c'était surtout la pression qui faisait éclater les douleurs, mais dans les segments intermédiaires, sur les masses musculaires, sur le trajet des nerfs, les élancements étaient spontanés et extrêmement pénibles... Ils prenaient parfois la forme d'irradiation, c'est-à-dire que la douleur n'occupait pas d'emblée et au même instant toute la longueur du bras ou de la jambe par exemple ; limitée d'abord à l'épaule et au genou, elle s'élançait de là vers le coude ou vers les orteils. » Vers le milieu de septembre, les douleurs, qui n'avaient occupé jusque-là que les membres droits, s'étaient étendues au côté gauche. C'est alors, au commencement d'octobre, que la malade entra à l'hôpital de Lourcine, dans le service de M. Jaccoud, qui, quelques jours après l'admission, constata ce qui suit : Les douleurs avaient persisté ; « du côté droit, les extenseurs et le deltoïde étaient le siége de contractions fibrillaires qui se dessinaient très-nettement à travers les téguments et dont la malade avait conscience ; elle sentait que certaines parties de son bras étaient agitées de petits mouvements qu'elle ne pouvait réprimer. » Une ou deux semaines après, « les mouvements d'opposition des pouces, l'écartement et le rapprochement des doigts, l'élévation du bras étaient devenus difficiles, et l'intégrité du membre gauche permettait d'affirmer sans crainte d'erreur une diminution notable dans la saillie de l'éminence thénar, des espaces interosseux et de la région deltoïdienne du côté droit. Alors aussi, le même courant électrique appliqué sur des points similaires à gauche et à droite, provoquait de ce côté une réaction beaucoup moins vive et l'épuisement y était plus rapide que du côté sain.» En avril 1866, A. C... fut transférée à l'hôpital de la Charité; les symptômes avaient progressé à tel point qu'elle était devenue complètement infirme. A cette époque, on observait une diminution considérable du volume de certains groupes musculaires ; l'atrophie frappait à gauche et à droite des points similaires, mais elle était beaucoup plus prononcée à droite qu'à gauche. A la main, il y avait aplatissement très-marqué du premier espace interosseux, au point de le réduire presque à l'épaisseur du repli cutané; les saillies thénar et hypothénar étaient très-affaissées. A l'avant-bras et au bras, la saillie que forment les muscles à la partie postérieure faisait presque complètement défaut. A l'épaule, le moignon présentait un méplat dans lequel on pouvait introduire la main jusqu'au-dessous de la voûte acromienne, et un aplatissement très-marqué des saillies sus et sous-épineuses. Enfin il y avait une atrophie très-notable, à droite seulement, des muscles des régions cervico-dorsale et thoracique antérieure.

La masse sacro-lombaire et les muscles des fesses, surtout à droite, ceux de la partie antéro-interne de la cuisse, ceux des jambes à l'exception des péroniers, les muscles des pieds étaient également atrophiés.

L'attitude des membres supérieurs est ainsi qu'il suit : On note une demi-flexion habituelle du coude, l'avant-bras étant dans un état intermédiaire entre la pronation et la supination. Le poignet est légèrement fléchi sur l'avant-bras. Au pouce il y a une flexion des phalanges, et un certain degré d'adduction. Les doigts sont recourbés vers la paume de la main par une flexion légère des articulations métacarpo-phalangiennes et phalangiennes; mais, par une impulsion volontaire, la malade peut redresser son avant-bras et ses doigts.

Quant aux troubles de la motilité, ils sont comme l'atrophie des muscles beaucoup plus marqués à droite qu'à gauche, et en rapport d'ailleurs avec la distribution de cette altération dans les groupes musculaires.

La malade peut se soutenir sur ses jambes et même marcher mais plutôt en glissant alternativement les pieds qu'en les élevant. En même temps il se produit une oscillation singulière du tronc d'un côté à l'autre.

La sensibilité explorée dans tous ses modes est intacte.

Il n'y a pas d'exagération des mouvements réflexes.

L'exploration de la contractilité musculaire par l'excitation électrique montre un affaiblissement notable et un épuisement plus rapide qu'à l'état normal.

Dans les parties malades la température est abaissée. Cette diminution de la chaleur est plus marquée à droite qu'à gauche. Elle se produit par accès ne revenant jamais plus d'une fois en vingt-quatre heures et durant de deux à cinq heures. Du côté droit où ce phénomène est plus marqué, la température dans la main fermée s'est abaissée dans l'un des accès jusqu'à 31°. Du côté opposé, il y avait dans le même temps 36°. Cet écart de 5° pendant les accès n'a persisté que pendant quelques semaines, puis il a diminué. Notons que pendant ces accès l'abaissement de température, très-marqué à droite, existait également mais moins marqué à gauche.

Cinq mois plus tard, en septembre 1866, c'est-à-dire un an après le début, A.C... présentait une contracture non douteuse des fléchisseurs de la main gauche et fléchisseurs des jambes. Les efforts de la malade étaient impuissants à la surmonter, mais on y arrivait assez facilement par l'extension artificielle. Cette contracture a cessé d'exister vers la fin du mois d'octobre.

Le 12 décembre, la contracture avait entièrement disparu, mais des troubles de paralysie vraie s'étaient développés dans les membres supérieurs. L'état de la malade avait empiré. Les groupes des muscles qui avaient été primitivement épargnés sont atteints cependant à un moindre degré que les autres. Ceux primitivement lésés sont à peine reconnaissables à travers les téguments. La griffe existe toujours à la main droite, elle a disparu à la main gauche. Cette main, inerte, se tient dans une extension passive. Les intercostaux commencent à se prendre. En outre, des phénomènes de paralysie proprement dite se sont montrés. La malade peut encore se tenir sur ses jambes et faire quelques pas, mais elle ne peut plus exécuter aucun mouvement avec le membre supérieur, même dans les muscles qui ont conservé le plus de volume. Le refroidissement persiste comme par le passé, plus marqué à droite qu'à gauche.

Au commencement de l'année 1868, la malade, alors âgée de 43 ans, est transférée de l'hôpital Saint-Antoine à l'hospice de la Salpêtrière, où elle est admise le 5 janvier, salle Sainte-

Rosalie, n° 7, division des Incurables, service de M. Charcot (1).

Examinée quelques jours après son admission, C... offre l'état suivant :

Amaigrissement général très-prononcé; le tronc est amaigri, les membres inférieurs sont grêles, les membres supérieurs considérablement atrophiés. La malade ne peut faire aucun usage de ses membres auxquels elle ne sait imprimer que des mouvements partiels très-obscurs; elle est immobile, dans le décubitus dorsal, elle ne peut ni se mouvoir latéralement ni se dresser dans son lit; à peine lui est-il possible de soulever légèrement sa tête au-dessus de l'oreiller. L'intelligence et la mémoire sont d'ailleurs parfaitement conservées; la vue est bonne, mais l'examen des yeux fait reconnaître une dilatation elliptique très-marquée de la pupille droite; il y a, paraît-il, de temps en temps un peu de gêne dans la déglutition. La malade peut retenir ses matières fécales, cependant elle souille fréquemment son lit en raison de la difficulté qu'éprouvent les infirmières à l'asseoir sur le bassin. Il y a un peu de difficulté à respirer; cette gêne respiratoire remonte, à ce qu'il paraît, à un an environ. On compte 40 inspirations à la minute. Les bruits du cœur sont normaux, le pouls est à 104, 108. A la fesse droite, un peu au-dessus de la tubérosité ischiatique, existent deux très-petites ulcérations, comme taillées à l'em-

---

(1) M. Duchenne (de Boulogne) nous a communiqué la note suivante relative à l'état de C..., plusieurs mois avant son entrée à la Salpêtrière : « Il y a une gêne extrême de la respiration. La poitrine est immobile, la respiration est diaphragmatique contrairement à ce qu'on observe chez la femme en général dont la respiration est surtout costale. Cette immobilité de la cage thoracique est causée non par une atrophie de ses muscles moteurs, mais par des douleurs spinales très-vives dans la partie moyenne de la région cervicale et dans la partie supérieure de la région dorsale et s'irradiant dans la moitié supérieure du thorax. Les mouvements d'expiration exagèrent surtout la douleur. Les mouvements de la tête sont également rendus impossibles par la douleur des muscles du cou. Ces phénomènes douloureux s'exagèrent par la pression des muscles et des nerfs. Il existe de l'hyperesthésie sur plusieurs des points douloureux. »

porte-pièce, et qui intéressent une bonne partie de l'épaisseur
du derme.

Aux membres supérieurs, l'atrophie porte sur la presque totalité des muscles; elle est très-prononcée, un peu plus marquée
à gauche qu'à droite; voici d'ailleurs le résultat de quelques
mensurations qui donneront une idée du degré auquel l'atrophie était arrivée dans ses membres.

		à droite.	à gauche.
Circonférence du poignet.		$13^c \frac{1}{2}$	12
—	au 1/3 supérieur de l'avant-bras..	$13 \frac{1}{2}$	$13 \frac{1}{2}$
—	au 1/4 inférieur du bras (à droite).	14	»
—	au-dessus du coude (à gauche). . .	»	16
—	au 1/4 supérieur du bras (à droite).	$14 \frac{1}{2}$	»
—	au 1/3 supérieur du bras (à gauche)	»	$15 \frac{1}{2}$

La mensuration faite comparativement, sur divers points des
membres inférieurs, a donné les résultats suivants :

		à droite	à gauche.
Circonférence	de la jambe au-dessus des malléoles..	$19_c 50$	19 00
—	au mollet..	22 50	23 50
—	au-dessus du genou.	28 00	28 00
—	à la cuisse, au-dessous de l'aine	37 00	37 00

Au membre supérieur droit, la main offre la forme d'une
griffe : elle est dans l'extension, à angle droit sur l'avant-bras;
le pouce est également dans l'extension, à part la phalangette
qui est à demi fléchie. Les autres doigts sont à demi fléchis
et recourbés vers la paume de la main, laquelle est fortement
excavée par suite de l'atrophie des muscles. On peut facilement amener à l'extension les doigts fléchis, mais ils reprennent leur attitude première aussitôt qu'on les abandonne à
eux-mêmes. L'avant-bras est ordinairement fléchi à angle
aigu sur le bras; en même temps, le coude est habituellement
un peu rigide et ne peut être étendu complètement parce que
le biceps est contracturé. L'état de contracture est plus prononcé encore dans le muscle pectoral, et par suite le bras est
en général appliqué fortement contre la poitrine.

Le membre supérieur gauche est dans la flaccidité complète,
l'avant-bras demi-fléchi sur le bras sans qu'il existe de rigi-

dité au coude. La main est légèrement fléchie sur l'avant-bras; les doigts sont allongés et présentent plutôt une certaine tendance. à l'extension.

Les membres inférieurs sont dans la demi-flexion et habituellement un peu rigides, contracturés, surtout celui du côté droit. Des accès de rigidité accompagnés de douleurs vives se répandant dans toute l'étendue de la jambe et de la cuisse; leur effet est d'exagérer la flexion, ils se montrent de temps en temps, surtout dans le membre inférieur gauche.

Les mouvements volontaires sont à tous les membres à peu près complètement abolis. Aux membres supérieurs on n'observe que quelques mouvements, très-bornés d'ailleurs, de plusieurs doigts; aux membres inférieurs tout se borne à quelques mouvements des orteils, et ces mouvements, si faibles et si limités, avaient disparu complètement quelques semaines après ce premier examen.

L'état de la sensibilité est différent suivant qu'il s'agit du côté droit ou du côté gauche. Au membre supérieur droit et sur le côté droit du thorax, le contact, le frôlement, le chatouillement, voire même une friction assez énergique, ne sont pas perçus. Sur la main et sur l'avant-bras les pincements, les piqûres faites avec une épingle, l'application du froid ne donnent lieu à aucune sensation; au bras et sur le côté droit de la poitrine, ces dernières excitations déterminent seulement une sensation obtuse. Pour ce qui est du membre supérieur gauche, il y a dans toute la longueur de ce membre conservation de la sensibilité de contact, de chatouillement et de douleur. La sensibilité au froid est à peu près abolie à la main, à l'avant-bras et au tiers inférieur du bras; elle est conservée sur le reste du membre et à l'épaule. La sensibilité dans tous ses modes est normale ou peut-être un peu exaltée sur le côté gauche du thorax.

La sensibilité est altérée d'une façon semblable, moins prononcée, à la vérité, aux membres inférieurs; ainsi elle est à peu près intacte au membre inférieur gauche, tandis qu'à droite elle est seulement affaiblie dans tous ses modes; les sensations déterminées par l'application du chaud et du froid sont seules complètement abolies, de ce côté, depuis la pointe du pied jusqu'au pli de l'aine.

Des deux côtés, le chatouillement de la plante des pieds dé-

termine des mouvements réflexes dans les membres inférieurs ;
à droite, les mouvements ainsi produits sont très-énergiques,
comme convulsifs, et s'étendent à tout le membre correspondant.

Des mouvements fibrillaires, d'ailleurs peu énergiques, se
produisent dans la main gauche, soit spontanément, sous
l'influence de chocs légers produits sur les muscles.

La contractilité électro-musculaire a persisté, en général,
dans la plupart des muscles atrophiés, mais elle s'y montre
souvent considérablement affaiblie. Ce symptôme est plus
marqué aux membres supérieurs à droite qu'à gauche. C'est
ainsi qu'en dirigeant un courant faradique très-intense sur
les extenseurs des doigts on ne provoque de légers mouvements que dans les quatrième et cinquième doigts. L'excitation des muscles qui servent à la pronation reste à peu près
sans effet. Sous l'influence des courants, les fléchisseurs de
l'avant-bras sur le bras se contractent, mais pas avec assez de
force pour déterminer le mouvement de flexion. Il n'y a également que de légères contractions dans le triceps. L'exitation
du deltoïde reste sans effet apparent. Le grand pectoral se contracte, mais sans amener de contraction du bras. Au membre
supérieur gauche, au contraire, la faradisation des muscles
extenseurs et fléchisseurs des doigts détermine dans ceux-ci
des mouvements assez étendus ; les muscles des bras et de
l'épaule se contractent manifestement, mais ces contractions
n'arrivent pas à produire des mouvements de flexion ou d'extension.

Il est à noter que la faradisation fait éprouver à la malade, au membre supérieur gauche et sur le côté gauche de la
poitrine, une sensation de brûlure assez vive, tandis qu'au
membre supérieur droit et sur le côté correspondant du thorax, elle ne détermine à peu près aucune sensation.

Pendant le cours du mois d'avril, A. C... a accusé, à plusieurs reprises, des douleurs vives siégeant à la partie postérieure du cou, au niveau des dernières vertèbres cervicales et
des premières dorsales, et de là s'irradiant vers la partie antéro-
supérieure du thorax et dans le bras gauche jusqu'à la main.
Ces douleurs reviennent par accès, et la malade assure que
dans les paroxysmes les doigts de la main droite sont agités de
mouvements involontaires ; il lui semble qu'on lui arrache les

ongles. Elle éprouve aussi des douleurs de même ordre et se montrant également par accès dans la jambe et le membre inférieur gauche le long de la cuisse : ces douleurs s'accompagnent quelquefois de mouvements spasmodiques dans les muscles de ce membre.

Vers la fin du mois de mai, l'état général s'est notablement aggravé. L'eschare de la fesse droite s'est agrandie graduellement et elle a atteint actuellement un diamètre de 0m09 environ. Sous la plaque noire en partie détachée qu'elle constitue, on voit à nu, au fond d'une plaie énorme, les muscles et les aponévroses. Il y a de la diarrhée incoercible, de la fièvre.

En même temps les douleurs des membres sont devenues très-vives, presque permanentes ; ce sont des élancements très-pénibles arrachant des plaintes à la malade : ils s'irradient dans la main et dans l'avant-bras gauche et s'accompagnent de mouvements spasmodiques qui fléchissent l'avant-bras sur le bras et rapprochent le membre de la poitrine.

La contracture a disparu en grande partie dans le membre inférieur droit, et les accès de rigidité qui existaient dans le membre inférieur gauche ont cessé.

La pupille droite est toujours énormément dilatée.

Il n'y a jamais eu traces d'embarras de la parole.

La dyspnée s'est accrue progressivement pendant le cours des derniers mois ; le 29 mai on compte 44 inspirations par minute. La malade se plaint de ne pouvoir tousser ; de temps en temps elle rejette avec effort quelques crachats purulents. La percussion de la poitrine fait reconnaître sous les clavicules une matité assez prononcée, et sur ces mêmes points l'auscultation fait constater une respiration rude.

La diarrhée a persisté ; la malade tombe dans la somnolence puis dans un coma profond et succombe le 1er juin à 10 heures du soir.

Autopsie faite le 3 juin 1868.

L'encéphale n'offre rien à noter, si ce n'est cependant qu'au niveau du bulbe, du cervelet et de la base de la protubérance, les méninges (arachnoïde et pie-mère) sont troubles et épaissies. Elles s'enlèvent d'ailleurs facilement et ne présentent pas d'adhérences avec la substance nerveuse sous-jacente.

La dure-mère, au niveau de la queue de cheval, offre sur sa face extérieure une coloration verdâtre due à la présence d'une fausse membrane purulente dont la production se rattache évidemment au voisinage de l'eschare. Après avoir incisé la dure-mère, on trouve à la région lombaire une certaine quantité de pus vert pâle, demi-concret, couvrant la moitié postérieure de la moelle. A la région dorsale, la couche purulente se retouve encore mais elle y est de moindre épaisseur. Elle cesse d'exister un peu au-dessous du renflement cervical.

Ce renflement a conservé d'une manière générale sa forme normale, seulement il a acquis, surtout vers sa partie moyenne, des dimensions relativement considérables, et se présente, en conséquence, sous l'aspect d'une tumeur fusiforme, laquelle, au point où elle offre le plus d'épaisseur, remplit presque entièrement le canal vertébral (fig. 1).

La dure-mère, partout remarquablement épaissie, au niveau de cette région de la moelle, adhère à la pie-mère à peu près dans toute l'étendue du renflement cervical, d'une manière très-intime, si bien qu'elle ne peut en être détachée. En avant l'adhérence est moindre ; mais ici encore la dure-mère ne peut être séparée de la moelle sans qu'il en résulte, çà et là, des déchirures de la pie-mère au niveau desquelles la substance nerveuse, mise à nu, tend à faire hernie et se montre avec l'apparence d'une masse gélatineuse demi-transparente.

Des sections transversales sont pratiquées, à l'état frais, dans diverses régions de la moelle et examinées à l'œil nu : 1° Au niveau de la partie supérieure du renflement cervical. La surface de section présente une teinte grise à peu près uniforme et une sorte de demi-transparence ; le quart environ de cette surface de section paraît constitué, en arrière, par la dure-mère considérablement épaissie et intimement réunie à la pie-mère ; 2° Vers le milieu de la région dorsale, on observe, sur les coupes, une coloration grise, très-marquée, de la partie la plus postérieure des cordons latéraux. Cette coloration grise occupe deux espaces triangulaires, disposés symétriquement de chaque côté, immédiatement en dehors des cornes grises postérieures auxquelles ils confinent (sclérose symétrique des cordons latéraux). Partout ailleurs sur la coupe, le tissu de la moelle (substance blanche et substance grise) présente l'aspect normal ; 3° Sur les coupes pratiquées dans l'épaisseur du renflement lombaire, la dégénération grise symétrique des cordons latéraux se reconnaît avec tous les caractères qui viennent d'être indiqués.

Dans cet examen à l'œil nu, on n'avait pas remarqué la présence des *foyers de désintégration granuleuse,* dont il sera longuement parlé, dans un instant, à propos de l'examen microscopique de la moelle.

En aucun point les racines spinales tant antérieures que postérieures n'ont paru présenter d'atrophie appréciable.

Les muscles des éminences thénar et hypothénar, les interosseux palmaires et dorsaux sont extrèmement amincis, leur couleur est jaunâtre, et leur teinte très-pâle.

Les muscles de l'avant-bras et du bras sont également très-grêles et très-pâles et de couleur gris cendré.

Les muscles des épaules, surtout les deltoïdes, sont considérablement atrophiés et d'une coloration grise très-pâle.

La masse du sacro-lombaire gauche est moins volumineuse que celle du muscle correspondant du côté droit, elle paraît également un peu plus jaune et plus pâle.

Aux membres inférieurs, on note que l'altération, bien moins prononcée qu'aux membres supérieurs, affecte presque exclusivement les muscles de la jambe et ceux des pieds. Les muscles des cuisses sont seulement un peu atrophiés et ils ont conservé à peu près leur coloration normale. Les altérations musculaires sont d'ailleurs plus marquées du côté gauche que du côté droit.

Infiltration tuberculeuse et état œdémateux du sommet des deux poumons.

Le cœur est petit (240 grammes), à parois minces, flasques; sa coloration est normale. Il existe un certain degré d'opacité au niveau des valvules aortiques et auriculo-ventriculaires.

Les reins et la vessie ne présentent aucune altération appréciable.

Examen microscopique.

1° *Moelle épinière. — Etude de pièces durcies par la macération dans la solution d'acide chromique.*

a. Méninges. On a vu que les méninges épaissies n'avaient pu être détachées de la moelle épinière, dans la plus grande étendue du renflement cervical; sur des coupes transversales faites à la partie la plus large de ce renflement on reconnaît que la dure-mère et la pie-mère, considérablement augmentées et intimement unies l'une à l'autre, occupent à peu près le tiers de l'aire de la surface de section. L'étendue de cette surface, en conséquence de l'hypertrophie en question des membranes, est certainement presque double de ce qu'elle eût été si celles-ci eussent conservé les dimensions normales. La moelle se trouve ainsi enveloppée dans toute l'étendue de sa circonférence par une sorte de manchon fibreux dont la texture, examinée sur des coupes transversales, rappelle assez bien l'aspect et la consistance du tissu de la cornée. Sur ces coupes les méninges paraissent, au microscope, constituées par des faisceaux de tissu conjonctif fibroïde, disposés régulièrement par couches concentriques et séparés de distance en distance par des espaces lacunaires fusiformes ou étoilés. Des vaisseaux nombreux, à parois très-épaisses, rampent au milieu de ces fibres conjonctives. Malgré l'analogie de texture que présentent les deux membranes, on distingue le sillon, ou mieux la ligne de démarcation qui sépare la pie-mère de la dure-mère, et l'on reconnaît ainsi que celle-ci est de beaucoup la plus épaissie. Au niveau de leur passage à travers les membranes, en raison de l'hypertrophie considérable que celles-ci ont subie, les faisceaux des racines postérieures parcourent de longs canaux creusés, pour ainsi dire, dans l'épaisseur du tissu fibroïde. Sur les coupes transversales ces canaux offrent l'aspect d'espaces arrondis ou ovalaires, suivant la direction de la coupe, remplis de tubes nerveux pressés les uns contre les autres, mais ayant conservé d'ailleurs tous les caractères de l'état physiologique.

L'épaississement des méninges dont il s'agit est, ainsi qu'on l'a dit, à son maximum à la partie moyenne du renflement cervical ; il diminue d'abord et disparait ensuite, en haut, au voisinage du bulbe, en bas vers la partie supérieure de la région dorsale.

b. Tissu de la moelle. — Substance grise. — A la région cervicale, la substance grise a perdu à peu près, dans tous les points de son étendue, l'aspect normal. On y distingue en effet un nombre considérable d'éléments nucléaires colorés par le carmin, souvent réunis en amas et pressés les uns contre les autres ; les vaisseaux y sont en outre très-nombreux et plus volumineux que d'ordinaire : leurs parois sont épaissies et leur gaîne lymphatique offre une multiplication considérable des noyaux.

En certains points, principalement dans les cornes antérieures, l'espace qui sépare les noyaux est en grande partie constitué par un tissu dense de structure *fibrillaire*.

Ailleurs, surtout dans les cornes postérieures, les noyaux sont par places moins nombreux et paraissent englobés dans une substance amorphe, finement grenue, demi-transparente, et de consistance molle. Enfin, en d'autres points de ces mêmes cornes postérieures, les noyaux ont disparu et la substance amorphe constitue là, à elle seule, des foyers plus ou moins volumineux, à contours nettement accusés et circonscrits par une sorte de zone ou mieux de membrane très-résistante. Nous désignerons ces foyers sous le nom de *foyers de désintégration granuleuse*, en raison de l'analogie qu'ils nous semblent présenter avec la lésion particulière décrite par L. Clarke sous la même dénomination.

La constitution histologique des parois de ces foyers rappelle celle de la substance grise environnante, c'est-à-dire que l'on y distingue des noyaux et des vaisseaux nombreux; seulement ici les noyaux très-abondants et tassés les uns contre les autres semblent donner au tissu beaucoup plus de consistance. Au contraire, la substance grenue et molle qui forme le contenu des foyers s'est désagrégée dans certains points et a disparu — vraisemblablement par le fait de la macération dans l'acide chromique, — laissant en sa place des trous ou lacunes de configuration très-variée, mais dont les contours sont toujours marqués par une ligne nettement accusée.

Des coupes transversales, pratiquées successivement dans la moelle à diverses hauteurs et suffisament multipliées, montrent que les foyers observés sur les surfaces de section correspondent à de longs canaux qui parcourent l'organe dans le sens de son grand axe, suivant un trajet en général rectiligne, mais offrant cependant çà et là quelques déviations; de telle sorte que ces canaux enveloppés de toutes parts, par la substance grise dans la plus grande partie de leur étendue, intéressent cependant en certains points la substance blanche.

Le plus volumineux et le plus long de ces canaux siége dans la moitié gauche de la moelle, un peu en arrière du tractus *intermedio-lateralis*. On le trouve dans la partie la plus élevée du ren-

flement cervical, entièrement circonscrit par la substance grise.
Là il se présente, sur les coupes, sous la forme de deux grandes lacunes assez régulièrement ovalaires, et qui ne sont
séparées l'une de l'autre que par une mince lamelle de tissu
conjonctif, dans le milieu de laquelle passe un vaisseau volumineux. Un peu plus bas ces deux trous sont confondus en
une seule lacune qui, à mesure que l'on descend vers la région
dorsale, se rapproche de plus en plus du faisceau blanc postérieur gauche, dans l'épaisseur duquel elle se trouve entièrement comprise, au niveau de la limite inférieure du renflement cervical. En ce point, la lacune ne touche plus à la corne
postérieure de substance grise que par un point de sa circonférence ; plus bas, à l'origine de la région dorsale, la lacune
change de forme, en même temps que ses dimensions se sont
agrandies, et offre l'image d'un triangle très-irrégulier qui
occupe à la fois une partie du faisceau blanc postérieur gauche
et la plus grande partie de la corne postérieure correspondante.
On la retrouve avec ces nouveaux caractères à peu près dans
toute l'étendue du tiers supérieur de la région dorsale de la
moelle, et il semble que le canal dans cette région, en se
dilatant, ait refoulé de toutes parts la substance blanche cir-
convoisine, car le sillon médian postérieur est repoussé vers la
droite. Plus bas encore, c'est-à-dire dans le second tiers de la
région dorsale, le canal se rétrécit progressivement en même
temps que ses parois se rapprochent, et enfin il disparaît sans
laisser de traces. Ainsi ce long foyer caniculé peut être suivi
dans toute l'étendue du renflement cervical et des deux tiers
supérieurs de la région dorsale.

Nous donnons les résultats de mensurations montrant, à
différentes hauteurs, les dimensions en largeur du canal ou
foyer qui vient d'être décrit.

1° A la partie supérieure du renflement cervical, là où l'on
voit deux trous assez régulièrement ovalaires, le trou antérieur
présente les dimensions suivantes :

> Grand diamètre de l'ovale. . . . $1^{mm},096$
> Petit diamètre . . . . $0^{mm},492$

Trou postérieur :

> Le grand diamètre mesure . . . $0^{mm},628$
> Le petit diamètre . . . . $0^{mm},458$

2° A la partie moyenne du renflement cervical, les deux trous sont réunis en une seule lacune dont voici les dimensions :

Plus grand diamètre. . . . 1^{mm},350
Plus petit diamètre . . . . 0^{mm},750

3° A l'union de la moelle cervicale avec la moelle dorsale, la perte de substance affecte, comme on l'a vu, une forme irrégulièrement triangulaire. La base du triangle marque la limite entre la corne antérieure et la corne postérieure de substance grise, tandis que le sommet du triangle se rapproche de l'extrémité de la corne postérieure, qui est presque entièrement détruite,

La base du triangle mesure. . . . 2^{mm},750
La perpendiculaire du sommet à la base. 3^{mm},500

4 Dans le tiers supérieur de la région dorsale, ce triangle est un peu modifié dans ses dimensions :

Sa base mesure. . . . . 2^{mm},375
La distance du sommet à la base . . 3^{mm},750

5° Dans le tiers moyen de la région dorsale, les parois du triangle se rapprochent, la base diminuant de longueur.

Base du triangle . . . . 0^{mm},875
Distance du sommet à la base. . . . . 3^{mm},075

Un second foyer de désintégration se trouve placé un peu en arrière du canal central de la moelle, sur la ligne médiane, de façon à intéresser à la fois les deux faisceaux blancs postérieurs. Sa section transversale est de forme ovalaire. Il s'étend tout le long du renflement cervical, présentant à peu près les mêmes dimensions dans toute sa longueur.

Grand diamètre (antéro-postérieur) . 1^{mm},250
Petit diamètre (transversal) . . . . . 2,^{mm}000

Enfin un troisième foyer se trouve placé dans la corne postérieure droite s'étendant tout le long du renflement cervical. Il affecte la forme d'un trou, dont les parois seraient très-rapprochées, ou plutôt d'une fente en forme de T majuscule. Ce trou, en forme de T, est placé de telle sorte que la branche horizontale est située vers le milieu de la corne postérieure, dans le sens de la longueur de cette corne. La branche verticale du T se trouve par conséquent comprise en grande partie dans le faisceau blanc postérieur droit.

La longueur de la branche horizontale du T est de . $1^{mm},250$
La longueur de sa branche verticale. . . . . $2^{mm},000$

Tout autour de la branche verticale du T, et en dehors des parois de ce foyer, il existe une sclérose diffuse assez intense qui s'étend à une assez grande partie du faisceau blanc postérieur de ce côté.

On voit, en résumé, en quoi consistent surtout les altérations de la substance grise que nous venons de décrire. Cette substance a été le siége d'un travail de prolifération conjonctive qui s'est traduit par la multiplication des noyaux de la névroglie. Dans certains points, principalement au niveau des cornes antérieures, l'espace intermédiaire aux noyaux est formé par un tissu dense, fibrillaire ; ailleurs, surtout dans les cornes postérieures, les noyaux sont, au contraire, englobés dans une substance molle, finement granuleuse ; enfin, cette même substance molle, transparente et grenue, constitue à elle seule le contenu de ces longs canaux qui peuvent être suivis jusqu'au milieu de la région dorsale de la moelle.

La multiplication des noyaux, la métamorphose fibrillaire, ou, au contraire, la fonte granuleuse de la névroglie, prédominent dans la région cervicale et la partie supérieure de la région dorsale. Mais on les retrouve, bien qu'à un degré moindre, jusque dans les parties les plus inférieures de cette dernière région.

C. *Altérations des cellules nerveuses.* — En raison du haut degré d'altération que présentent les éléments de la névroglie, il est remarquable de voir que beaucoup de cellules nerveuses, dans les cornes antérieures, ont conservé la plupart de leurs caractères normaux : noyau et nucléole très-distincts ; pigmentation, comme dans l'état physiologique ; la seule altéraration appréciable que présentent ces cellules consistent dans l'absence ou l'extrême brièveté de leurs prolongements. Quelques cellules, qui ont conservé également leur volume normal, se font remarquer seulement par une pigmentation jaune très-prononcée. Par contre, on distingue très-nettement sur chaque coupe un assez grand nombre de cellules nerveuses qui ont subi à un degré très-marqué l'altération atrophique ; elles sont petites, irrégulières, ratatinées, privées de prolongements, et l'on n'y distingue plus ni nucléole ni noyau. Enfin

Joffroy.   4 il nous a paru évident, tout compte fait, que quelques cellules avaient complètement disparu, sans laisser de traces.

Les cellules nerveuses se présentent avec les caractères que nous venons d'indiquer dans toute l'étendue de la partie supérieure de la région cervicale. Dans la partie inférieure de la même région les altérations sont moins prononcées : toutes les cellules semblent ici avoir persisté ; beaucoup d'entre elles, la plupart peut-être, ont conservé leurs caractères normaux ; d'autres, en assez grand nombre encore, ont subi à un degré plus ou moins avancé soit la dégénération jaune, soit l'altération atrophique. A la région dorsale, les cellules altérées et atrophiées se voient encore en assez grand nombre dans la corne antérieure gauche, c'est-à-dire du côté où se prolonge l'un des grands foyers de désintégration que nous avons décrits ; mais à droite, au contraire, la presque totalité des cellules nerveuses ont conservé dans la corne antérieure les caractères physiologiques.

Dans la région lombaire la substance grise (névroglie et cellules nerveuses) n'a présenté aucune altération appréciable.

D. *Altérations des faisceaux blancs.* — Dans la partie supérieure du renflement cervical, les lésions de la sclérose occupent à des degrés divers la presque totalité des faisceaux blancs tant postérieurs qu'antéro-latéraux, mais elles prédominent d'une manière remarquable à la partie la plus postérieure de ces derniers faisceaux, c'est-à-dire dans le lieu où siége de préférence la sclérose rubanée symétrique, quand elle occupe les cordons latéraux. Au-dessous de ce point, les lésions scléreuses n'existent plus dans les faisceaux postérieurs ; elles se montrent dans les cordons antérieurs, limitées aux parties qui avoisinent la substance grise ; mais elles occupent encore la presque totalité des cordons latéraux, prédominant toutefois toujours dans la partie la plus postérieure de ces cordons.

Dans la partie supérieure de la région dorsale, la sclérose des cordons latéraux persiste seule, les cordons antérieurs ne présentant plus traces d'altération scléreuse.

Dans tout le reste de l'étendue de la moelle, jusqu'à son extrémité inférieure et par conséquent dans les points où la substance grise ne présente aucune altération, on retrouve encore marquée à un haut degré l'induration grise, rubanée et symétrique de la partie postérieure des cordons latéraux.

C'est, comme on l'a dit, dans ce point particulier des cordons latéraux que les lésions scléreuses sont le plus accusées ; là elles se faisaient reconnaître déjà à l'œil nu sous la forme de deux triangles isocèles, sensiblement de mêmes dimensions, symétriquement placés immédiatement en dehors des cornes postérieures de substance grise et présentant une coloration d'un gris cendré très-accusée. L'un des côtés du triangle confine au bord externe de la corne postérieure correspondante, sa base répond au bord postérieur et externe de la circonférence de la moelle. Dans toute l'étendue de l'espace ainsi limité, l'examen des pièces durcies montre que les tubes nerveux ont disparu pour la plupart, ou tout au moins qu'ils ont perdu leur cylindre de myéline ; ceux qui ont persisté sont remarquables par leur extrême ténuité. Le tissu conjonctif s'est substitué partout aux éléments nerveux, et il se présente çà et là sous forme d'énormes trabécules fibroïdes ; les vaisseaux qui traversent cette région présentent des parois considérablement épaissies.

En somme, nous voyons qu'il existe une sclérose des cordons latéraux, qui s'étend dans toute la longueur de la moelle et qui est caractérisée histologiquement par l'épaississement de toutes les trabécules de tissu conjonctif, par la multiplication des vaisseaux, par l'épaississement de leurs parois et par l'atrophie et même la disparition des tubes nerveux.

En outre de cette sclérose symétrique des cordons latéraux, il existe, à la région cervicale, une sorte de sclérose diffuse qui s'est étendue irrégulièrement à toute la substance blanche, qui est surtout marquée au voisinage de la substance grise, et qui semble n'être due qu'à l'extension de proche en proche du travail irritatif qui existait à un si haut degré dans les méninges.

L'examen de plusieurs ganglions et cordons du grand sympathique n'a donné aucun résultat décisif.

Les nerfs périphériques n'ont pas présenté d'altération.

E. *Altérations des muscles.* — Le plus grand nombre des faisceaux primitifs, examinés à l'état frais dans les muscles pâles et amoindris des membres supérieurs, présentait des altérations plus ou moins avancées.

1° Un bon nombre de ces faisceaux avaient subi une diminution de volume remarquable, bien qu'elles eussent conservé d'une manière très-nette la striation transversale ; quelques-unes des fibres ainsi amaigries offraient, par exemple, un diamètre six fois moindre que celui que présentaient sur la même préparation quelques faisceaux restés sains. Ces fibres atrophiées ne montraient d'ailleurs en général dans leur substance aucune trace d'un dépôt granuleux quelconque.

2° Beaucoup de faisceaux, dont quelques-uns avaient conservé le diamètre normal, tandis que d'autres avaient subi une atrophie plus ou moins prononcée, offraient une transparence toute particulière. Le striation en travers n'y était plus représentée que par les lignes parallèles très-fines et extrèmement rapprochées, ou bien elle avait complètement disparu. Sur ces fibres, même les plus altérées, on distinguait dans la plupart des cas une fine striation dans le sens longitudinal.

3° Quelques faisceaux ont perdu toute trace de striation, et ont acquis un aspect hyalin ; la plupart de ces fibres hyalines sont grèles ; elles portent des granulations, en général peu nombreuses, qui nous ont paru être de nature graisseuse.

Dans l'intervalle des fibres musculaires ou des faisceaux de fibres, on trouve accumulées, çà et là, en petit nombre d'ailleurs, d'énormes gouttelettes huileuses portant quelquefois sur un point de leur surface des houppes cristallisées.

Envisagée au point de vue anatomique, l'observation de A. C... montre toutes les lésions consignées plus haut dans la description générale. Le canal rachidien est rempli à la région cervicale par une tumeur fusiforme, adhérant au ligament vertébral postérieur. Une coupe transversale de cette tumeur donne une surface elliptique à petit diamètre antéro-postérieur. On voit, en outre, que la dure-mère hypertrophiée constitue presque uniquement cette augmentation de volume, et que c'est surtout en arrière qu'elle est le plus épaissie. La moelle est le siége d'une inflammation qui a transformé la plus grande partie de son tissu, et, au niveau de la substance grise du côté gauche, il s'est formé un immense foyer de désintégration. Ce foyer de myélite chronique se prolonge jusque dans la région dorsale, et il est l'origine d'une dégénération secondaire frappant les cordons latéraux. Malgré l'étendue et la gravité des lésions de la moelle à la région cervicale moyenne, on trouve des îlots de substance blanche et de substance grise qui ont conservé leurs caractères normaux. Les racines nerveuses antérieures et postérieures, dans leur trajet au milieu de la dure-mère hypertrophiée, sont saines. Il en est de même des nerfs périphériques. On remarque une atrophie très-marquée, principalement des muscles des membres supérieurs, et qui est en rapport avec les lésions de la moelle. Les poumons sont infiltrés de tubercules.

Dans cette observation, l'inflammation paraît, d'après les symptômes, s'être propagée rapidement à la moelle; par conséquent, la pie-mère, a été prise de bonne heure. Malgré cela, son épaisseur est peu considérable. Le tissu nouveau qui forme l'épaississement des méninges présente une disposition lamellaire un peu diffuse qui ne permet de distinguer rien qui puisse ressembler à des fausses membranes développées à la face interne de la dure-mère.

Obs. II. — Douleurs dans la partie postérieure du cou.—Paraplégie générale.—Atrophie musculaire marquée surtout aux membres supérieurs. — Pachyméningite cervicale hypertrophique. — Par A. Pierret, interne des hôpitaux (service de M. Charcot, à la Salpêtrière) (1).

Lehongre, âgée de 58 ans, entra à l'infirmerie le 5 janvier 1865. Cette femme, qui avait, toute sa vie, joui d'une bonne santé, habitait depuis sept mois un logement humide, lorsqu'elle éprouva tout à coup une vive souffrance à l'occiput, (céphalalgie occipitale). En même temps, « ou peut-être après », elle ressentit de vives douleurs dans le bras et la jambe droite, douleurs s'exaspérant par la pression. Plus tard se montra une douleur de reins, qui s'accompagna d'un certain degré de parésie des membres du côté droit. Peu à peu les symptômes diminuèrent d'intensité, et la malade ne conserva plus qu'une faiblesse de la jambe droite.

Au mois de novembre 1865, retour subit des mêmes accidents, puis amélioration.

Enfin, trois semaines avant son entrée à l'Hôpital Saint-Antoine, L... à la suite d'une émotion vive, aurait eu à supporter les mêmes accidents, avec une intensité qu'ils n'avaient jamais eue auparavant.

Voici quel était à cette époque (février 1866) l'état de la malade.

Céphalalgie occipitale ; pas de troubles des sens, autres que des bruissements dans les deux oreilles, avec un certain degré de surdité. Douleur en ceinture, située « assez haut ». Depuis quinze jours, sensation de froid dans les membres du côté droit, dont la peau est cependant assez chaude. Sensibilité à peu près intacte, sauf le sens de la température qui est à peu près aboli à droite.

Membres supérieurs. — Faiblesse très-grande du côté droit, la malade ne peut nullement serrer ni tenir un objet dans sa main. Les mouvements des doigts existent cependant. Il faut noter que les fléchisseurs des doigts du côté gauche ont eux-

(1) La première partie de cette observation a été recueillie à Saint-Antoine, par M. Lépine.

mêmes peu de force, car la malade ne peut serrer. Amaigrissement de l'avant-bras droit, les fléchisseurs sont moins volumineux et moins durs que ceux du côté gauche. Depuis huit
jours, formation de phlyctènes sur la main droite et aussi sur
la gauche.

Membres inférieurs. — Le membre droit est très faibe, il est
difficilement soulevé, et c'est tout au plus si la malade peut
produire quelques mouvements dans les orteils. Pas d'amaigrissement notable. Sensation de froid. Le membre inférieur
gauche possède encore assez de force. Vessie èt rectum non
paralysés.

Dans le cours de cette même année, M. Jaccoud fit, de l'affection dont cette femme était atteinte, l'objet d'une clinique.

Nous lui empruntons, entre autres les détails suivants (1) :

« Dans la région cervico-dorsale, il y a deux points qui sont
constamment douloureux, soit spontanément, soit surtout à la
pression ; l'un de ces points est au niveau de la septième vertèbre cervicale, l'autre plus étendu occupe la hauteur de la
dernière dorsale et de toutes les vertèbres lombaires. Ces douleurs fixes, qu'augmente la pression, soit sur les apophyses
épineuses, soit sur les parties latérales de la colonne, sont très-
modérées ; lorsqu'elles existent seules, elles ne privent pas la
malade de sommeil; c'est à vrai dire une gène, un malaise
continu plutôt qu'une douleur vive.

« Mais tout à coup, sans cause appréciable, ces phénomènes
s'exaspèrent, une douleur intense éclate dans les points indiqués qui deviennent de véritables foyers d'irradiation d'où
partent des élancements propagés aux quatre membres.

« Ces symptômes paroxystiques ont une horrible violence... »

Au moment ou M. Jaccoud avait commencé à observer la
malade, ces sortes de crises revenaient toutes les semaines. Il
en fut ainsi pendant trois mois, puis les accès devinrent plus
rares. Il est à remarquer qu'ils ne s'accompagnaient jamais
de fièvre. Entre autres symptômes consignés dans la clinique
de M. Jaccoud nous devons noter les suivants :

Analgésie et anesthésie thermiques bornées au membre
supérieur gauche. — Atrophie et perte de contractilité des

(1) Jaccoud. Leçons de clinique médicale, p. 424.

deltoïdes, etdes triceps cruraux. — Incontinence d'urine, avec abolition de la sensibilité vésicale et rectale.

Lehóngre entre à la Salpétrière le 5 janvier 1868, dans le service de M. le Dr Charcot. Examen pratiqué le 20 mars. (Note recueillie par M. Bourneville, interne.).

Décubitus dorsal ; la tète est agitée de petites secousses antéro-postérieures. Il paraîtrait que ce phénomène est apparu récemment.

Membre supérieurgauche. — Mains et doigts dans l'extension sans raideur. L'articulation huméro-cubitale joue facilement, mais les mouvements sont accompagnés de quelques craquements. Le coude est le siége de douleurs exacerbantes, qui s'irradient dans les doigts. La flexion du membre est en général plus facile que l'extension. Nul mouvement du poignet ni des doigts, si ce n'est du pouce.

Membre supérieur droit. — Légère raideur de l'épaule, contracture assez forte du coude. Flaccidité du poignet et des doigts. Douleurs identiques à celles dont le bras gauche est le siége.

Membres inférieurs.— Paralysie presque complète, avec contracture des adducteurs plus marquée à droite.

La sensibilité au contact et au chatouillement est conservée. La sensibilité à la douleur est un peu obtuse aux avant-bras. Tous les corps donnent une sensation de chaleur, lorsqu'on les met au contact de la peau des bras, des seins et de la partie supérieure de la poitrine.

L'excitabilité réflexe est très diminuée à droite.

Il n'y a pas d'autres troubles des sens que ceux déjà reconnus au début de l'observation.

De temps en temps, engourdissement dans les pieds ; dans les membres supérieurs engourdissement et fourmillements.

Urines peu abondantes, miction naturelle, pas d'eschare.

23 mars. La malade est en proie à une crise douloureuse ; cette fois les souffrances sont très-vives dans les membres inférieurs.

Plus de tremblement de la tète.

Les mains étendues sur les avant-bras forment avec eux un angle obtu.

La contractilité électrique est diminuée aux membres

supérieurs et inférieurs. Les espaces interosseux du métacarpe sont très-amaigris.

(Octobre.) Exploration avec une pile de Ruhmkorff au maximum.

Il est possible de faire contracter les muscles fléchisseurs des doigts et ceux de l'éminence thénar, les autres muscles du bras se contractent légèrement mais sans produire de mouvements. Il en est de même pour les pectoraux.

Les masses musculaires des membres supérieurs sont atrophiées.

Les muscles de la cuisse se contractent mais assez faiblement; par moments on voit se produire pendant qu'on les excite des mouvements brusques de la jambe.

Les muscles de celle-ci se contractent mieux que ceux de la cuisse et l'on peut produire quelques mouvements du pied.

Aux membres supérieurs la sensibilité faradique est abolie.

Plus tard, on voit successivement la contracture augmenter tant aux membres inférieurs que supérieurs et l'atrophie des muscles devenir plus évidente chaque jour.

La mort arriva le 6 avril 1868.

La vessie, petite, épaisse, ratatinée, renferme une urine laiteuse, la muqueuse est très-vascularisée (cystite chronique).

Le grand sympathique central est examiné et ne présente à l'œil nu aucune altération.

Système locomoteur. — D'une manière générale, les muscles de l'épaule et du bras droits sont plus rouges que ceux du côté gauche; néanmoins, des deux côtés les deltoïdes sont décolorés et atrophiés à un degré assez marqué.

Les muscles des avant-bras sont beaucoup plus pâles et plus altérés que ceux du bras; entre autres, le grand palmaire du côté gauche est réduit à quelques fibres.

Du côté droit, l'altération des mêmes muscles de l'avant-bras n'est pas moindre et porte surtout sur les muscles de la région antérieure et superficielle; ceux de la région externe possédent au contraire leur volume normal.

Les interosseux dorsaux gauches ainsi que les interosseux palmaires ont perdu leur coloration; les lombricaux paraissen en bon état.

Cet ensemble d'altérations se retrouve sur les muscles correspondants de la main droite.

Les mains ont une attitude caractéristique. Elles sont dans l'extension, fixées, ainsi que les premières phalanges ; les deux autres phalanges sont dans l'extension simple, sans rigidité.

Le mouvement de flexion communiqué à la main s'arrête quand l'avant-bras et la main sont dans le même axe. D'autre part, les premières phalanges ne peuvent être fléchies que jusqu'au moment où elles se déplacent dans l'axe de la main.

Les muscles antérieurs et postérieurs de la cuisse sont atrophiés et grêles, tandis que ceux de la région antérieure de la jambe ont conservé leur coloration normale.

Les péroniers sont légèrement altérés. Quant aux muscles postérieurs ou profonds de la région postérieure de la jambe, ils sont aussi altérés que les muscles de la cuisse.

Les muscles de la région plantaire ont conservé tous les caractères de l'état sain, et les interosseux dorsaux paraissent moins altérés qu'à la jambe.

Les muscles de la région antérieure du cou présentent une coloration magnifique.

Examen microscopique de muscles. — L'examen microscopique des interosseux montre des fibres pour la plupart très-dégénérées. Généralement la striation n'est pas apparente : beaucoup de fibres semblent diminuées de volume si l'on en juge par la grande différence de diamètre qu'elles offrent par rapport à d'autres. Les plus étroites sont précisément celles où la dégénération granulo-graisseuse est la plus grande.

Par la coloration avec le carmin et l'addition d'acide acétique, on constate l'absence de prolifération des noyaux du sarcolemme dans la plupart des fibres ; dans d'autres, extrêmement minces et disposées en groupes, la prolifération est très-grande et la fibre est presque entièrement remplie par des noyaux.

Sur des coupes transversales, ces particularités devenaient très-apparentes ; en outre, il devenait possible de constater l'existence de nombreux noyaux même au sein des fibres en état de dégénération granulo-graisseuse.

Encéphale. — Les artères de la base sont exemptes d'athérome. La substance cérébrale est parfaitement saine dans tous ses points ; il est impossible d'y rencontrer aucune trace de sclérose.

Le bulbe, dans sa partie supérieure, est sain. Mais au pourtour du trou occipital, les méninges sont très-adhérentes et difficiles à détacher.

Moelle. — A partir du collet du bulbe, les méninges rachidiennes adhèrent assez fortement au périoste du canal vertébral. Cette hypertrophie des enveloppes spinales se continue jusqu'à la naissance des premières paires dorsales. Il semble exister un maximum au niveau de la partie moyenne du renflement cervical.

Dans toutes les autres parties, la moelle ne présente à l'œil nu aucune altération.

Examen de la moelle après durcissement dans l'acide chromique. — On constate que la dure-mère, extrèmement épaissie, constitue un renflement fusiforme occupant la région cervicale dans toute sa longueur.

En même temps, le diamètre antéro-postérieur de la masse spinale paraît considérablement diminué tandis que le diamètre transverse est augmenté. Il est impossible de fendre la dure-mère dans sa longueur et de la détacher de la moelle, grâce à la présence d'une néo-membrane organisée qui établit une adhérence des plus intimes entre les méninges rachidiennes.

Il n'est pas cependant impossible, en s'aidant de la situation des racines, de distinguer les méninges épaissies de la néomembrane qui apparaît comme surajoutée par feuillets à la face viscérale de la dure-mère.

Il existe donc autour de la moelle une sorte de gaîne fibreuse formée de dehors en dedans par la dure-mère, une néo-membrane plus ou moins feuilletée, l'arachnoïde, enfin la pie-mère qui adhère elle-même d'une façon très-intime à la couche corticale de l'axe spinal dont il serait impossible de la détacher.

Il est facile de concevoir que les racines antérieures et postérieures sont comprises et comprimées entre les feuillets membraneux et que leurs rapports doivent être plus ou moins changés. En effet, on les retrouve groupées sur les faces latérales de la substance qui représente la moelle elle-même. Ces racines possèdent, à l'œil nu, un aspect fibreux et paraissent diminuées de volume.

Examen des coupes fines. — Il est indispensable d'étudier séparément le renflement cervical, la région dordale et le renflement lombaire.

Renflement cervical. — Tout d'abord, il semble hors de doute que le processus morbide initial a pris pour siége cette région de la moelle et que plus tard seulement les autres segments de l'axe spinal ont été altérés par le mécanisme déjà bien connu de la dégénération secondaire descendante.

Méninges. — L'examen microscopique de coupes fines faites à la partie moyenne du renflement ne conduisait pas à d'autres résultats que l'étude à l'œil nu et confirmait l'existence d'une néo-membrane intra-méningienne.

Il est bon de noter en passant que la dure-mère était bien moins altérée à sa surface pariétale que sur sa face viscérale. En outre, entre la pie-mère et la moelle on pouvait constater l'existence de petits foyers contenant des cristaux d'hématoïdine. Ces dépôts hématiques constituaient quelquefois une sorte de ligne courbe indiquant assez exactement les limites réciproques de la moelle et de la pie-mère.

Les altérations des méninges allaient en diminuant, en haut jusqu'au collet du bulbe, en bas jusqu'à la naissance de la région dorsale.

Racines.—Les racines antérieures et postérieures rejetées sur les côtés, sont le siége d'une irritation formative intense dont le degré d'évolution varie suivant les régions que l'on examine.

En général, dans tout le renflement cervical les tubes nerveux radiculaires sont remplacés par du tissu fibreux jaune, constitué par des noyaux allongés, et des corps fusiformes dont les prolongements protoplasmiques extrèmement fins et déliés donnaient aux préparations par dilacération un aspect fibrillaire très-remarquable.

En d'autres points, le processus est moins avancé et l'on rencontre encore, interposés à la masse fibrillaire, des corps granuleux, des noyaux, des corpuscules amyloïdes et quelquefois mème des tubes nerveux entièrement sains.

Tel est, en résumé, l'état des racines intra-méningiennes tant antérieures que postérieures.

Il nous a été malheureusement impossible d'examiner les ganglions spinaux et l'origine des nerfs périphériques.

Nous n'avons rien à dire des racines dorsales et lombaires qui nous ont semblé exemptes de lésions, mais, à cet égard, nous devons faire des réserves, notre examen n'ayant porté que sur des tubes durcis par l'acide chromique.

A l'état frais, peut-être eût-on pu trouver quelque altération.

Moelle. — Au niveau des troisième et quatrième paires cervicales, la moelle est absolument aplatie, de telle sorte que son diamètre antéro-postérieur est moindre que son diamètre transversal.

Il faut beaucoup d'attention pour arriver à reconnaître les parties constituantes de l'axe spinal. Les sillons antérieur et postérieur se distinguent encore à peu près, mais les commissures antérieure et postérieure sont confondues en une masse fibreuse remplie d'éléments jaunes et traversée par des vaisseaux énormes.

Tout ce qui pourrait dans la coupe représenter les cordons postérieurs et latéraux est le siége d'une altération semblable, c'est-à-dire d'une myélite parenchymateuse à évolution lente. Les cordons antérieurs seuls sont conservés et contrastent par leur intégrité presque absolue avec l'altération profonde des autres parties.

La substance grise est méconnaissable, et dans les points les plus malades, la sclérose qui l'a envahie lui a enlevé tous ses caractères morphologiques. A peine est-il possible de rencontrer çà et là de petits amas de granulations brunes, seuls restes des corpuscules ganglionnaires.

Au niveau des premières et des dernières paires cervicales, les altérations de la moelle diminuent en même temps que la méningite et semblent de préférence occuper les cordons latéraux.

Moelle dorsale. — A la partie supérieure de la région dorsale, les altérations méningitiques s'atténuent et disparaissent. Il reste cependant à la périphérie de la moelle une sorte d'épaississement scléreux de la couche corticale.

Les parties centrales de la moelle ne présentent d'autres altérations qu'une dégénération descendante double occupant les deux cordons latéraux. Il semble, en outre, que ces îlots de sclérose soient un peu plus étendus qu'on ne l'observe d'ordinaire en pareille circonstance, et qu'ils aient établi des communications avec la substance grise au niveau de l'angle rentrant qui sépare en dehors la corne antérieure de la corne postérieure. L'irritation ainsi produite jusque dans la substance grise se traduit par une nucléation très-abondante et un état très-apparent des ramifications vasculaires. Les corpuscules ganglionnaires ne sont pas cependant très-altérés ; quelques-uns seulement renferment une quantité anormale de granulations.

Région lombaire. — Les altérations de la substance blanche sont les mêmes qu'à la région dorsale. Les noyaux de la substance grise sont en grand nombre et très-apparents. Les cellules elles-mêmes sont peu altérées, cependant quelques-unes sont jaunes et ratatinées.

On retrouve encore dans l'observation de L... l'ensemble anatomique qui caractérise la pachyméningite cervicale chronique. Mais ici il est très-intéressant de remarquer que l'on distingue nettement une couche nouvelle intercalée entre la dure et la pie-mère, et c'est là un point d'appui sérieux pour la théorie que nous cherchons à faire prévaloir et d'après laquelle l'affection que nous décrivons est une pachyméningite interne.

SYMPTOMATOLOGIE.

On a vu, au chapitre *Anatomie pathologique*, que la pachyméningite chronique cervicale atteint d'abord les méninges, et que d'ordinaire elle y reste limitée pendant un temps plus ou moins long ; elle se propage ensuite, soit de proche en proche, soit par compression, aux nerfs qui traversent les membranes épaissies et au tissu même de la moelle. Au point de vue anatomique, il y a donc généralement deux périodes bien tranchées, l'une que l'on peut appeler méningitique, et l'autre que nous qualifierons de myélitique.

Les symptômes s'aggravent en même temps que les phénomènes anatomiques, aussi est-il naturel de distinguer, dans leur description, deux périodes répondant aux deux phases si tranchées de l'évolution que subit la lésion. La première, qui mérite d'être appelée *douloureuse*, répond au développement des altérations méningées; la seconde, que l'on doit dire *paralytique* et *atrophique*, commence avec l'invasion de la moelle et des nerfs par le travail inflammatoire.

1° *Période douloureuse.*

Elle ne se présente pas toujours avec les mêmes caractères dans les différentes observations recueillies par les auteurs et chez les différents malades que nous avons observés. Mais il y a peut-être lieu de se tenir ici en garde contre une erreur facile. Lorsqu'en effet, l'attention n'est pas fixée sur la production d'un symptôme, ce dernier peut exister de la façon la plus nette sans que l'observateur le considère comme important. Or, il peut arriver que la première période soit presque uniquement remplie par des sensations douloureuses qui s'apaiseront au bout d'un certain temps sans que la paralysie se soit encore montrée, de sorte que la période paralytique et atrophique de la maladie sera séparée de la période douloureuse par une rémission plus ou moins complète et longue, qui, si l'on n'est prévenu, pourra fort bien empêcher de saisir la relation qui existe entre ces deux phases de l'affection. Ces réserves étant faites, non pas tant pour mettre en doute l'absence de la période douloureuse dans quelques observations,

que pour attirer l'attention des observateurs à venir,
nous distinguerons deux formes dans la période douloureuse, la cervicale, et la périphérique.

a. Forme cervicale. — Son début n'est pas ordinairement subit. Il se produit d'abord, en général, des
accès plus ou moins nombreux, d'une durée assez
courte, et caractérisés souvent par de la céphalalgie,
et par une douleur vague, peu violente, siégeant à la
partie postérieure du cou et dans la région occipitale
de la tête. Pendant ces accès, la douleur est profonde,
continue, s'exagérant probablement par la pression
et rendant les mouvements assez pénibles pour com-
mander le repos des muscles de la région. C'est une
sorte de torticolis passager qui n'attire que peu l'attention du patient et qui se reproduit à des intervalles
de plus en plus rapprochés jusqu'à ce que la douleur
éclatant avec plus de violence, et persistant pendant
une longue durée, constitue en définitive un état
morbide parfois des plus dignes de pitié. Telle est la
marche qu'a suivie, à son début, la maladie de la nommée Angot (obs. IV) ; chez elle cette première période
fut on ne peut mieux caractérisée.

Alors, pendant un laps de temps variable, pouvant
aller jusqu'à deux, trois ou même cinq mois, la douleur persiste d'une façon continuelle. Elle siége principalement dans le cou en arrière, et dans la région occipitale de la tête. Généralement elle n'est pas superficielle et ne s'exagère pas toujours par la pression sur
les apophyses épineuses. Elle est fréquemment, comme
dans la plupart des maladies nerveuses, plus aiguë la
nuit que le jour, et présente en outre des paroxymes

irréguliers dans leur apparition, et d'une violence capable.d'arracher des cris au patient.

Il est possible, d'après le dire de quelques malades, qu'une pression même violente sur les apophyses épineuses ne détermine pas d'aggravation dans les douleurs, mais en revanche les mouvements des vertèbres les exaspèrent au plus haut point, de telle sorte que les malades prennent le plus grand soin pour tenir leur cou immobile. Nous avons vu une de ces malades qui, étant couchée, glissait des alèzes au-dessous de son cou de façon à empêcher tout mouvement de la tête pendant le sommeil.

Les régions cervicale et occipitale sont le principal foyer de la douleur, mais celle-ci le plus souvent n'y reste pas limitée et s'irradie dans diverses directions. Le long du rachis, elle descend habituellement jusqu'au niveau des premières vertèbres dorsales, quelquefois plus bas. Du côté de la tête, elle s'étend tantôt uniformément, en déterminant des douleurs vagues, déprimantes, une sorte de céphalalgie avec pesanteur, que l'on rencontre très-souvent au début ou pendant la durée des affections cervicales de la moelle ou de ses enveloppes. D'autres fois, ces irradiations n'ont lieu que d'un seul côté et gagnent non-seulement la tête mais encore la face, sous forme de douleurs névralgiques. Enfin, et c'est là ce que l'on observe le plus souvent, les irradiations douloureuses se font sentir dans les membres supérieurs, en produisant diverses sensations qui semblent avoir chacune leur siége de prédilection. Ainsi, dans toute la continuité des membres la douleur est vague, rhumatoïde, souvent difficile à délimiter. Elle consiste en un état pénible, analogue à celui que produit la courbature. Dans les articulations, et principalement au coude et à l'épaule, les sensations douloureuses sont beaucoup plus aiguës, et le malade les compare à des piqûres ou à des élancements douloureux qui ne sont pas sans analogie avec certaines douleurs fulgurantes.

La pression les exaspère parfois, ainsi que les mouvements des membres. Enfin, dans la main et principalement dans les doigts, le malade accuse des sensations de fourmillements, d'engourdissement s'accompagnant souvent d'une perte plus ou moins complète de la sensibilité. Une malade que j'ai observée (obs. III), fort intelligente, comparait ces sensations douloureuses des doigts à celles bien connues sous le nom d'*onglée*.

Ces irradiations douloureuses marchent parallèlement à celles du foyer principal, et présentent comme elles leurs paroxysmes et leurs moments d'apaisement relatif. Elles s'accompagnent assez souvent d'une sensation de froid et se calment sous l'influence de la chaleur. Elles présentent du reste des variations considérables dans leur intensité.

b. Forme périphérique. — Il y a des observations dans lesquelles les douleurs cervicales ne sont pas mentionnées. Est-ce un motif suffisant pour affirmer qu'elles n'aient pas existé? Nous ne le pensons pas. Il se pourrait qu'elles n'aient eu qu'une faible intensité à la région cervicale et qu'au contraire dans les membres supérieurs, elles aient été très-violentes.

Quoi qu'il en soit, et c'est à l'avenir à éclairer ce point, les douleurs qui caractérisent la forme péri-

phérique présentent la plus grande analogie avec les
irradiations qui, dans la forme cervicale, peuvent se
faire du côté des membres. Dans les deux cas, il s'agit
de phénomènes centrifuges, paroxystiques, siégeant
principalement dans les grandes articulations des mem
bres supérieurs et dans les extrémités des doigts. C'est
au niveau des jointures que la douleur est le plus vive.
Elle ne s'accompagne ni de gonflement, ni de rougeur,
ni de chaleur, et s'exaspère par la pression et surtout
par les mouvements. Dans la continuité des membres, elle est parfois assez nettement limitée au trajet
des troncs nerveux et alors s'exaspère par la pression ; enfin, aux extrémités, elle présente les caractères, sur lesquels on a insisté précédemment, des
fourmillements, de l'engourdissement et de l'anesthésie plus ou moins complète. Les troubles de la
sensibilité cutanée ne semblent pas être encore bien
considérables. L'anesthésie ou l'hyperesthésie si marquées qui peuvent se produire lorsque la maladie est
plus avancée n'existent généralement pas alors.

Pendant cette période, les malades ne peuvent va-
quer à leurs occupations ; lorsque le mal est très-prononcé, ils sont obligés de garder le lit. La violence et
surtout la continuité des douleurs les privent de sommeil, et peuvent amener des troubles digestifs considérables. Dans le cas que nous signalons plus haut
comme un type de la forme cervicale, les paroxysmes
s'accompagnaient de nausées et de vomissements, et
dans leur intervalle la malade n'ayant pas d'appétit
ne prenait que peu de nourriture. Aussi était-elle arrivée à un degré d'épuisement très-notable après les

cinq mois pendant lesquels dura chez elle cette première période.

Il peut se faire que l'on observe les douleurs centrifuges dans les deux membres supérieurs, ou dans un
seul; elles peuvent y rester limitées ou s'étendre aux
membres inférieurs, et en général alors, c'est le bras et
la jambe du même côté qui présentent les symptômes
les plus accentués. On ne trouvera pas, par exemple, le
membre supérieur droit et le membre inférieur gauche
également pris, alors que le membre supérieur gauche
et le membre inférieur droit seraient intacts.

Enfin, il faut ajouter que dans les cas où les douleurs
se montrent dans les membres inférieurs, généralement
la douleur spinale ne reste plus limitée au cou mais
s'étend aussi aux régions dorsale et lombaire. En
outre, il existe de la paralysie surtout dans les membres
supérieurs. Ce sont les cas dans lesquels les altérations
des méninges se propagent rapidement à la moelle,
de sorte que la période douloureuse au lieu de rester
isolée, se trouve mélangée à celle de paralysie et
d'atrophie.

2° Période paralytique et atrophique.

Dans les cas les plus simples, les deux périodes que
nous décrivons sont nettement séparées, à tel point
même qu'il peut exister une véritable rémission entre
celle des douleurs et celle de la paralysie. Mais il n'en
est pas toujours ainsi et les symptômes propres aux
deux phases de la maladie peuvent se combiner. Il ne
sera donc pas rare de trouver les symptômes dont
nous venons de parler en même temps que ceux dont
il va être question.

Au bout d'un temps plus ou moins long après le début des douleurs, celles-ci s'étant dissipées ou au contraire persistant, le malade verra apparaître dans les muscles d'un ou des deux membres supérieurs des phénomènes, tantôt de paralysie simple, tantôt de paralysie et d'atrophie. Ces troubles de la motilité ou de la nutrition, lorsqu'ils ne se développent que dans un seul des membres supérieurs, atteignent alors celui qui a été antérieurement le siége des plus fortes douleurs.

La *paralysie* sera plus ou moins complète ; tantôt ce sera un léger affaiblissement qui augmentera progressivement, tantôt au. contraire ce seront des phénomènes paralytiques des plus graves qui se montreront très-rapidement et même presque subitement.

Lorsqu'il s'est montré de la paralysie dans un ou dans les deux membres supérieurs, il n'est par rare d'observer des phénomènes analogues dans les inférieurs, mais le plus souvent avec moins d'intensité.

Ces perturbations dans la motilité s'accompagnent rapidement dans les membres thoraciques de troubles dans la nutrition des muscles, et c'est même là qu'il faut souvent chercher la cause principale de l'affaiblissement du membre, la paralysie véritable ne se développant que plus tard. Quoi qu'il en soit de l'ordre d'apparition des phénomènes paralytiques et atrophiques, voici comment dans ces cas se manifeste cliniquement l'*atrophie des muscles.*

Lorsqu'il s'est développé dans un membre des douleurs, des fourmillements ou de l'engourdissement, on voit apparaître, d'abord dans les muscles de la main, des mouvements fibrillaires dont les malades

ont conscience sans que, par la volonté, ils puissent
ni les produire ñi les arrêter, et qui ñe se présentent
pas seulement spontanément, mais encore sous l'influence d'une excitation mécanique très-peu violente,
d'un choc léger par exemple. Puis les muscles atteints
diminuent graduellement de volume, et s'ils ne sont
pas déjà antérieurement paralysés, on peut observer
qu'en même temps que leur masse diminue leur puis-
sance motrice s'affaiblit parallèlement. Il en est de
même de leur contractilité électrique. Tous ces phénomènes apparaissent du reste plus ou moins rapidement et, en somme, leur évolution dans un muscle
donné ne diffère pas de ce qui se passe dans l'atrophie
musculaire progressive. Mais il n'en est pas de même
de la distribution de l'atrophie dans les différents
groupes musculaires d'un membre. Tandis que dans un
cas on voit les différents muscles se prendre successivement et dans un ordre donné, dans la pachyméningite
cervicale, on ne verra au contraire que certains groupes
musculaires de l'avant-bras s'atrophier pendant qu'un
groupe voisin sera complètement indemne de troubles
nutritifs. Et les choses pourront en rester là pendant
tout le cours de la maladie. Cette différence si tranchée
entre des groupes musculaires appartenant au même
segment d'un membre constitue un des caractères dis-
tinctifs entre l'atrophie musculaire protopathique et
l'atrophie musculaire symptomatique (1).

(1) L'atrophie musculaire n'est qu'un symptôme pouvant reconnaître comme origine des altérations bien différentes. Il ne suffit
donc pas de dire d'un malade qu'il a de l'atrophie musculaire, il
faut en preciser la cause. Nous désignons sous le nom d'*atrophie
musculaire protopathique* celle qui répond à l'altération primitive

Quoique la distribution de l'atrophie soit variable, on peut cependant indiquer la plus habituelle dans les muscles du membre supérieur. Tous ceux de la main, interosseux dorsaux et palmaires, lombricaux, muscles des éminences thénar et hypothénar, s'atrophient généralement au point d'être réduits à de minces bandelettes. A l'avant-bras, il en est habituellement de même des fléchisseurs et des extenseurs des doigts ainsi que de la plupart des fléchisseurs et des pronateurs de la main. La gouttière interosseuse est vide en avant et en arrière, et le groupe musculaire épitrochléen a considérablement diminué, tandis que la masse musculaire épicondylienne conserve tout son relief.

Au bras, les muscles ne sont que peu ou point atrophiés, tandis qu'à l'épaule souvent le deltoïde, et quelquefois les sus et sous-épineux le sont d'une manière très-marquée. C'est là, nous le répétons, une distribution qui n'existe pas toujours, mais qui paraît se présenter assez habituellement, et d'où résulte des déformations et une attitude spéciale qui se remarquent principalement à la main. Quoiqu'elle ne soit pas constante, et qu'en outre on puisse la rencontrer dans la myélite cervicale sans pachyméningite, ni méningite chronique, nous attachons à ce signe assez d'importance pour y insister.

Comme conséquence de l'atrophie des lombricaux, des interosseux dorsaux et palmaires, ainsi qu'à l'avant-bras des fléchisseurs et des extenseurs des

des cellules nerveuses dites motrices et sous le nom d'*atrophie musculaire symptomatique* celle qui répond soit à l'altération secondaire de ces cellules comme dans la myélite, soit à une lésion des racines nerveuses ou des nerfs.

doigts, la troisième phalange se fléchit sur la deuxième, la deuxième sur la première et celle-ci sur le métacarpien correspondant. Voilà ce qui se passe dans les
quatre derniers doigts. En même temps le pouce se rapproche de la main, en restant dans l'extension, ou bien
il se fléchit, et alors il est recouvert par les autres
doigts. La main présente donc la déformation connue
sous le nom de griffe. C'est la forme de griffe la plus
simple, la plus régulière, celle qui se montre dans
l'atrophie musculaire protopathique. Il ne se développe que fort lentement des altérations du côté des
jointures, encore sont-elles peu accentuées, de sorte
qu'il est assez facile de redresser les phalanges presque complètement, à moins que la déformation, da-
tant de loin, ne se soit compliquée d'inflammation
chronique et adhésive dans les gaînes des fléchisseurs. Jusqu'ici la griffe ne présente rien de bien particulier, mais voici ce qui lui donne une physionomie
spéciale. Sous l'influence de la disparition des muscles qui s'insèrent à l'épitrochlée, la main n'est plus
portée activement, ni dans la pronation, ni dans la
flexion; par contre, les muscles qui s'insèrent à l'épicondyle étant conservés, elle est portée avec la plus
grande facilité dans l'extension et la supination, d'autant plus que les muscles du bras étant d'ordinaire
conservés, le biceps, agissant suivant son action propre, produit la supination et se trouve être ainsi un
puissant adjuvant du groupe musculaire épicondylien.
Les antagonistes de ces muscles étant détruits, l'extension de la main se fait dans des limites que l'on
ne peut atteindre à l'état normal. Pour le dire en
passant, voilà encore un caractère distinctif entre

l'atrophie musculaire symptomatique; cependant il faut qu'on le sache, c'est un signe fréquent mais non nécessaire de la pachyméningite cervicale, et, de plus, il peut se rencontrer en dehors de cette affection.

Tantôt le renversement de la main en arrière et en dehors n'est qu'une position habituelle, mais non constante; d'autres fois c'est, au contraire, une déformation permanente et que l'on ne peut vaincre. Cette différence s'explique facilement. Dans certains cas, comme on l'a déjà vu, les phénomènes paralytiques précèdent, pendant un temps plus ou moins long, l'atrophie des muscles; d'autres fois c'est le contraire qui a lieu, et l'affaiblissement tient, non pas à la paralysie, mais à la destruction de la fibre musculaire. C'est alors que la déformation n'est pas constante. Nous en observons actuellement un bel exemple chez la nommée Carpentier (obs. III). Les muscles fléchisseurs et pronateurs de la main sont détruits en grande partie et ses muscles extenseurs et supinateurs sont conservés et soumis à l'empire de la volonté; aussi l'avant-bras étant fléchi, suffit-il de tourner la paume de la main en haut ou en bas, c'est-à-dire en supination ou en pronation pour qu'entraînée par son propre poids la main tombe en flexion ou en extension. Lorsqu'elle est dans cette flexion passive elle peut être ramenée dans l'extension par la contraction des muscles conservés. Quand au contraire elle est en extension passive (c'est-à-dire sous l'influence de son propre poids), elle ne peut être ramenée en flexion par la contractilité musculaire. Aussi ne s'agit-il pas là d'une position vicieuse permanente constituant ce que l'on désigne du nom de déformation, mais seulement d'une attitude particulière dans laquelle la main se trouve le plus habituellement.

Dans d'autres cas, la main, avons-nous dit, est maintenue constamment dans cette position vicieuse. L'explication de cette différence se trouve dans cette particularité, c'est que les muscles non détruits par l'atrophie ne sont plus soumis à l'action de la volonté et sont contracturés.

Nous reproduisons ici le dessin d'une main qui se trouvait dans ces conditions, et que nous avons fait exécuter d'après un moulage, pris pendant son séjour à la Salpêtrière, sur la nommée Castala (obs. I).

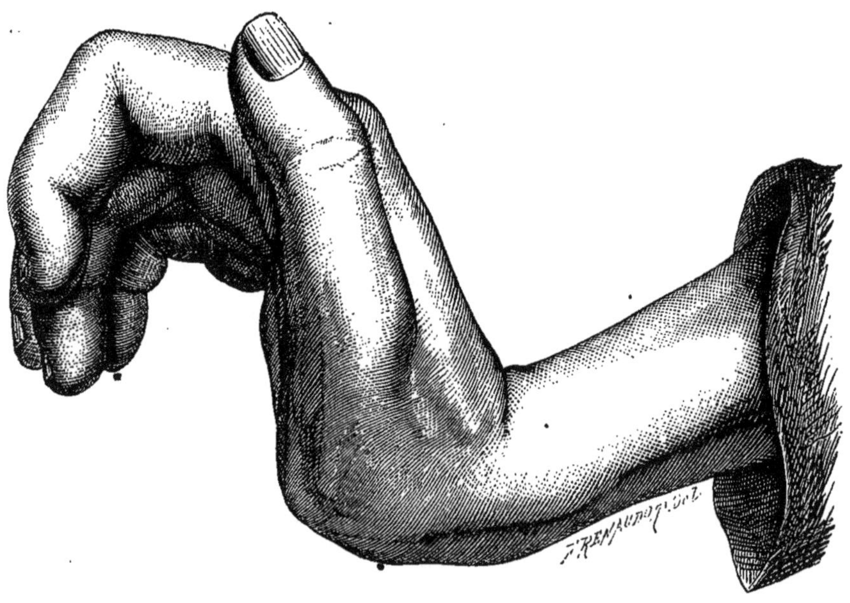

Attitude habituelle de la main dans la pachyméningite
cervicale hypertrophique.

L'atrophie des muscles de l'épaule amène une déformation de la région analogue à celle qui s'observe
dans l'atrophie musculaire progressive et qui s'oppose
plus ou moins, suivant son intensité et sa distribution,
aux divers mouvements du bras.

Les troubles nutritifs qui viennent d'être étudiés se
développent soit dans un, soit dans les deux membres
supérieurs, mais il est habituel de voir les muscles
d'un côté subir ces altérations, avant ceux du côté
opposé, ou en même temps qu'eux, mais avec une
inégale intensité. C'est encore là un des caractères des
atrophies musculaires symptomatiques.

D'ordinaire, l'atrophie se limitera aux membres supérieurs, mais par l'extension de la lésion des méninges, au-dessus ou au-dessous, ou bien encore par
le fait d'altérations médullaires qui se sont développés à une certaine distance du foyer primitif de l'inflammation, elle pourra se montrer dans les muscles
du tronc, dans ceux des membres inférieurs, ou dans
la langue et les lèvres (paralysie labio-glosso-laryngée).

Comme il a été dit plus haut, il peut exister de la
paralysie dans des muscles qui ne s'atrophient pas,
mais alors on voit survenir rapidement chez eux des
phénomènes de contracture.

On comprend facilement que les muscles d'un
membre étant les uns atrophiés, les autres contracturés, il en résulte des positions vicieuses spéciales ;
toutefois, la main seule présente une déformation
jusqu'à un certain point caractérisque.

La contracture peut exister d'un côté seulement
dans les membres supérieurs.

Dans les inférieurs, lorsqu'il se produit une paralysie assez prononcée pour empêcher la marche et la station debout, il est de règle de voir survenir, après une certaine durée des phénomènes paralytiques, une contracture qui devient de plus en plus prononcée.

Il suffit d'indiquer les troubles de la respiration qui peuvent résulter de la paralysie, de l'atrophie ou de la contracture des muscles thoraciques.

La vessie et le rectum ne seront pris que quand les membres inférieurs seront paralysés, et encore ce n'est pas là une règle absolue.

La sensibilité chez ces malades n'a pas été suffisamment bien étudiée. Toutefois on peut avancer qu'elle ne présente pas de modifications constantes. Généralement on observe d'abord de l'anesthésie, mais plus tard on observera tantôt de l'anesthésie tantôt de l'hyperesthésie. Souvent il arrive que ces diverses modifications se montrent dans les mêmes points à des époques différentes de la maladie. Il est intéressant de mentionner une forme qui ne semble pas rare et qui se trouve mentionnée dans plusieurs observations (obs. I, IV), c'est l'existence de l'anesthésie d'un côté du corps, en même temps qu'il existe de l'hyperesthésie du côté opposé.

On comprendra facilement qu'il puisse se présenter d'autres altérations du sentiment, telles que retard des sensations, abolition de la sensibilité dans certains modes et conservation dans les autres, etc.; mais, comme on le voit par la lecture des observations, les malades n'ont été en général que fort incomplètement examinés à ce point de vue.

En résumé, les troubles de la sensibilité sont très-vàriables, non-seulement chez les différents malades, mais même aux diverses périodes de la maladie.

On observe parfois, en même temps que l'atrophie musculaire, des lésions de la peau qui méritent d'en être rapprochées à cause de leur communauté d'origine, je veux parler des *troubles trophiques cutanés* sur lesquels l'attention a été attirée principalement par MM. Mitchell, Bærensprung, Charcot (1) etc. Des accidents de cette nature sont signalés dans deux de nos observations (obs. II et III).

A une certaine période de la maladie, et d'ordinaire lorsqu'il se produit de l'atrophie musculaire dans certains muscles des mains ou des avant-bras, on peut voir se former sur la peau des mains, des doigts, etc. des *éruptions vésiculeuses ou bulleuses*. L'épiderme se soulève ; au-dessous de lui s'accumule une sérosité limpide, qui se trouble au bout d'un certain temps. La vésicule ou la bulle crève, et il se forme généralement une légère croûte, laissant au-dessous d'elle lorsqu'elle tombe une couche épidermique de nouvelle formation fine, lisse et luisante. Ces accidents durent plus ou moins longtemps. Ils se montrent rebelles à toute médication et finalement ils disparaissent en général d'eux-mêmes.

Il convient de signaler, en même temps que ces éruptions, la sécheresse de la peau, sa desquamation dans les parties paralysées. Dans d'autres cas elle est comme tendue, lisse et luisante, c'est ce que les Anglais désignent sous la dénomination de *glossy skin.*

(1) Leçons de M. Charcot, sur les Troubles trophiques. — Mouvement médical, 1870-71.

On n'a pas encore observé dans ces cas l'éruption douloureuse connue sous le nom d'herpès zoster, non plus que les lésions articulaires signalées par M. Charcot dans l'ataxie locomotrice progressive et que nos recherches communes nous portent à rapporter à une altération du système nerveux central.

A côté de ces troubles trophiques relativement légers, il convient d'en signaler de plus graves qui apparaissent d'ordinaire dans la dernière période de la maladie. Ce sont les *eschares*, à formation parfois très-rapide (decubitus acutus), qui se développent au sacrum, sur les fesses, au niveau de la saillié des trochanters ou des talons ou bien encore qui ont pour siége la membrane muqueuse de la vessie. On ne voit survenir ces complications que dans les cas où la moelle dorsale ou lombaire se trouve enflammée secondairement ; c'est donc plutôt une complication qu'un symptôme propre de la pachyméningite cervicale.

On observera dans ces circonstances, non-seulement des phénomènes de paraplégie, mais encore des *troubles dans l'excrétion des matières fécales et de l'urine*, symptômes qu il ne faut également citer qu'à titre de complication et qui n'existent même pas dans tous les cas où l'on observe de la paraplégie.

La *température* générale et celle des parties frappées soit de paralysie, soit d'atrophie ont été quelquefois notées, on a trouvé qu'elles étaient au-dessous de la normale et qu'elles s'accompagnaient d'une sensation de froid. Mais on remarquera que sur ce point les observations laissent beaucoup à désirer, et que bien rarement l'attention du médecin a été fixée sur cette modification.

Les *accidents convulsifs* ont été quelquefois notés. Dans l'obs. I ils se sont montrés avec une grande netteté dans le bras gauche et coïncidaient avec des douleurs violentes.

Ils consistaient tantôt en secousses se répétant plus ou moins rapidement, d'autres fois en véritable contracture qui persistait autant que les paroxysmes douloureux. Chez une autre malade (obs. IV) ils se sont également montrés dans les membres supérieurs. C'étaient des secousses involontaires revenant un certain nombre de fois dans la journée. Ils se sont manifestés au moment où la motilité a reparu dans des parties paralysées et atrophiées depuis longtemps déjà.

Aux membres inférieurs, ils sont beaucoup plus fréquents lorsque la moelle a été fortement enflammée et qu'il existe une paraplégie grave. Il n'est pas rare alors d'observer une exagération de la motilité réflexe et les phénomènes particuliers auxquels M. Brown-Séquard a donné le nom d'*épilepsie spinale*. Quelquefois cependant la motilité réflexe n'est nullement modifiée.

On pourrait s'attendre, vu les lésions profondes qui se rencontrent parfois dans la moelle à la région cervicale, à voir mentionnés des accidents convulsifs généraux, constituant une attaque d'épilepsie ou une attaque épileptiforme. Nos observations n'en renferment pas d'exemple, mais il ne serait pas surprenant de voir cet accident signalé dans de nouveaux cas.

Nous ne croyons pas pouvoir mieux terminer le

chapitre de la symptomatologie qu'en citant les deux observations suivantes que nous avons recueillies à la Salpêtrière dans le service de M. Charcot.

Obs. III. — Douleurs occipito-cervicales. — Douleurs dans les membres supérieurs. — Paraplégie cervicale accompagnée d'atrophie musculaire par A. Joffroy (1).

Marie Carpentier, âgée de 55 ans, n'a aucun antécédent héréditaire ou personnel. Elle n'est pas scrofuleuse, n'est pas syphilitique, et il n'y a pas de maladies nerveuses dans sa famille. Elle exerçait autrefois la profession de couturière. Elle ne paraît pas avoir habité de logements humides ou mal-sains. Elle est intelligente, voici les renseignements qu'elle donne :

Il y a une vingtaine d'années environ, elle était sujette à des maux de tête revenant par accès assez courts, mais fréquents, et consistant dans une sensation pénible mal localisée. Il n'est pas probable d'après son dire, qu'il s'agisse là de névralgies du cuir chevelu.

Il y a dix-sept ans environ, ces douleurs de tête furent plus violentes, surtout en arrière, et les accès présentèrent ceci de particulier, qu'à la céphalgie succédaient des douleurs dans la nuque et dans le cou, donnant à la malade un sentiment de constriction très-pénible et l'empêchant de remuer la tête. La partie postérieure du cou était prise comme dans un cercle de fer. Cet état ne durait qu'une heure ou deux et revenait principalement pendant la journée.

La pression n'exagérait pas ces douleurs, la chaleur les calmait. Quelquefois ces accès douloureux se répétaient tous les jours, d'autres fois ils restaient deux semaines sans se faire sentir. La douleur ne descendit jamais plus bas que la première vertèbre dorsale.

C... était dans cet état depuis près de deux ans, lorsqu'elle vit peu à peu disparaître les accès de céphalalgie et de dou-

(1) M. Gombault, étant interne à la Salpêtrière, avait observé cette malade avant moi et a mis généreusement à ma disposition ses notes que j'ai utilisées et dont je le remercie.

leurs cervicales. Mais en même temps elle éprouva dans l'é-
paule gauche une sensation de pesanteur et de faiblesse.
Bientôt le membre supérieur gauche tout entier, un peu plus
tard le droit, devinrent faibles, à tel point que la malade laissait souvent glisser de ses mains, les objets qu'elle voulait
tenir, ce que l'on doit attribuer plutôt à la paralysie qu'à
l'ataxie, car à cette époque, elle exerçait encore la profession
de couturière et pouvait coudre assez facilement. Seulement
elle raconte que le soir elle éprouvait une grande fatigue dans
les bras et surtout dans les mains lorsqu'elle avait consacré
sa journée à la couture, et qu'en outre il lui arrivait fréquemment d'être prise dans les coudes de douleurs très violentes,
revenant par accès et à ce point de vue présentant une certaine
analogie avec les douleurs déjà décrites de la tête et du cou.
Elles étaient très-vives, s'accompagnaient du refroidissement
des membres et se calmaient en général par la chaleur. Elles
revenaient aussi de préférence dans la journée. La malade les
compare à des piqûres très-douloureuses.. En général, lorsqu'elles se calmaient, C.... éprouvait dans les doigts des sensations particulières d'engourdissement et de fourmillement
de tous points comparables à l'onglée.

Ces sensations particulières se produisirent assez fréquemment à cette époque. C'est alors, il y a treize ans, que la malade fut obligée de quitter sa profession et se mit à vendre des
journaux. Peu à peu, mais très-lentement, les phénomènes
paralytiques s'aggravèrent, de sorte qu'il y a cinq ans environ
elle ne pouvait plus coudre. C'est vers cette époque également
que l'atrophie devint manifeste aux mains et dans certains
groupes des avant-bras. Les deuxièmes et troisièmes phalanges
se fléchirent et les mains présentèrent la déformation connue
sous le nom de griffe. En même temps, la main considérée
dans son ensemble, montra une tendance à se renverser en
arrière et en dehors. Cette attitude spéciale des mains, qui
sont habituellement en supination et en extension en même
temps que les phalanges sont fléchies, s'est donc produite lentement, pour ainsi dire insensiblement pendant une durée de
cinq ans environ. La malade remarqua en outre que ses mains
enflaient facilement, surtout par l'exposition au froid, aussi
prit-elle l'habitude de les envelopper avec de l'ouate pendant

la nuit. Sous l'influence de la chaleur, le gonflement disparaissait.

Il y a environ trois ans que, soit spontanément, soit sous l'influence d'irritations légères, tel qu'un choc léger, ou le contact d'un corps un peu chaud, il se développa à l'extrémité des doigts, surtout à leur face palmaire des bulles remplies de sérosité. Au bout d'un certain temps, l'épiderme se rompait, le liquide s'écoulait et il se formait une croûte qui laissait au-dessous d'elle en tombant une nouvelle couche épidermique mince, rouge et lisse. Tous ces phénomènes se passent sans douleur. Et, bien que parfois des bulles à sérosité purulente aient contourné toute la base de l'ongle, jamais elles n'en ont déterminé la chute. Il y a près d'un an que ces éruptions ont disparu.

Depuis quinze mois que la malade est entrée à la Salpêtrière dans le service de M. Charcot, on a noté des mouvements fibrillaires aux avant-bras et aux mains. Aujourd'hui les muscles où se produisait ce phénomène ont à peu près complètement disparu.

Voici son état actuel (janvier 1873) :

Il n'y a plus de céphalalgie ni de douleurs cervicales. Les mouvements du cou sont parfaitement libres. On ne réveille pas de douleurs en pressant sur les apophyses épineuses des vertèbres du cou. Dans les coudes, les douleurs ont également disparu presque complètement ; cependant la malade ressent parfois encore des sensations pénibles, mais mal localisées dans les avant-bras.

Les deux mains présentent la déformation en griffe. La troisième phalange est fléchie sur la deuxième, celle-ci sur la première. Le pouce est appuyé contre le second métacarpien. Tout mouvement volontaire est aboli dans les doigts.

L'excitation électrique des muscles des éminences thénar et hypothénar, des interosseux et des lombricaux ne produit aucun mouvement. Ces muscles ont disparu en grande partie. Cependant la main n'a pas l'aspect décharné qu'elle présente dans l'atrophie musculaire. Elle est en effet le siége d'un gonflement œdémateux habituel assez prononcé qui augmente et diminue suivant les circonstances diverses de position, mais surtout de température.

La main n'a pas une position fixe, mais elle est habituellement en supination et en extension. Cependant lorsque la malade laisse tomber son bras le long du tronc et qu'elle ne contracte pas les extenseurs de la main, celle ci n'est nullement en extension. Et même si le bras ayant été élevé, l'avant-bras est fléchi et la paume de la main tournée en bas, la main tombe en flexion légère. Mais c'est là un mouvement tout-à-fait passif, c'est la pesanteur de la main qui l'entraîne dans cette position, car ses muscles fléchisseurs et pronateurs ont disparu comme on va le voir.

Aux deux avant-bras, le groupe musculaire antéro-interne paraît être complètement anéanti, et à la place de la saillie qu'il forme habituellement, se trouve une dépression.

Les muscles opposés qui s'insèrent à l'épicondyle sont bien marqués, leur excitation détermine une contraction énergique et rapide qui porte la main dans une extension et une supination très-marquée. En avant et en arrière, l'espace interosseux semble presque complètement vide.

En résumé, d'une part les fléchisseurs et les extenseurs des doigts, d'autre part, le rond pronateur, le radial antérieur, le palmaire grêle, le cubital antérieur ont disparu en grande partie. L'excitation électrique ne dénote plus leur présence.

Au contraire, les muscles extenseurs et supinateurs de la main existent et forment une saillie bien développée. Ils se contractent bien sous l'influence de la volonté et très-énergiquement lorsqu'on les excite par la faradisation.

Les muscles du bras, de l'épaule et du tronc répondent normalement à la volonté ou à l'excitation électrique.

La sensibilité, dans tous ses modes, est émoussée aux mains et aux avant-bras.

Aucun phénomène morbide ne s'est manifesté dans les membres inférieurs; la vessie et le rectum, non plus que du côté des lèvres, de la langue, du voile du palais, du pharynx, du larynx ; l'intelligence est également restée intacte. Les pupilles sont égales, mais très-fortement rétrécies et ne se dilatent que fort peu sous l'influence de l'obscurité. Il se produit en outre un nystagmus par roulement autour de l'axe antéro-postérieur dans les deux globes oculaires, s'exagérant lorsque la malade regarde soit à droite, soit à gauche.

La vue est un peu obscurcie depuis cinq ans environ.

La respiration et la circulation ne présentent rien à signaler.

On voit dans l'observation qui précède que, chez la nommée C..., la période des douleurs ouvre la scène. Elles se montrent d'abord à la nuque et à la partie postérieure du cou, puis dans les membres supérieurs, principalement aux coudes. Dans les mains, la malade perçoit des sensations particulières qu'elle compare à l'onglée. La paralysie d'abord, puis l'atrophie musculaire, frappent ensuite les deux membres supérieurs à peu près avec la même intensité. Les deux mains prennent l'attitude que nous avons signalée comme assez fréquente, elles se portent presque constamment en supination et en extension forcée. En même temps que l'atrophie musculaire se développait, on notait aussi l'apparition de bulles sur les doigts. Cette éruption s'est faite pendant près de deux ans, d'une façon presque non interrompue.

Cette observation offre un intérêt tout particulier, parce qu'on peut affirmer que la moelle est à peu près intacte et que l'inflammation reste cantonnée dans les méninges. L'absence de troubles, même légers, dans les membres inférieurs éloigne, en effet, l'idée d'une myélite étendue et porte à penser que l'atrophie résulte non de l'inflammation de la substance grise, mais de la compression des racines nerveuses par la dure-mère épaissie ; d'autre part, l'absence de contracture et de paralysie des membres supérieurs, dans les muscles qui ne sont pas atrophiés, semble aussi indiquer que, s'il existe un peu de myélite corticale, elle a bien peu d'étendue, au moins du côté des cordons antéro-latéraux.

Oɪꜱ. IV. — Douleurs occipito-cervicales. — Paralysie du membre
supérieur gauche. — Paraplégie générale. — Atrophie frappant
principalement les muscles de l'épaule. — Rétablissement par-
tiel de la motilité dans les deux membres supérieurs. — Par
A. Joffroy. (Service de M. Charcot, à la Salpêtrière.)

Ismérie Angot, âgée de 43 ans, est entrée à la Salpêtrière
en janvier 1869. Son père et sa mère sont morts sans jamais
avoir eu de maladies nerveuses. Elle a cinq frères et sœurs,
l'une de ces dernières est aliénée.

Dans ses antécédents, on ne note pas de maladies antérieures
graves. Elle ne paraît pas avoir eu la syphilis. Pendant neuf
ans elle a vécu maritalement avec un ouvrier briquetier. Elle
l'aidait alors dans son travail et s'occupait ainsi à transporter de
la terre glaise, ayant constamment les pieds nus et dans l'eau.
Elle eut trois enfants pendant ces neuf années. Elle se maria
ensuite avec un ouvrier qui travaillait dans une filature. Elle
eut de nouveau deux enfants dans une période de deux ans.
Jusque-là, elle s'était toujours très-bien portée, mais deux années environ plus tard, à l'âge de 31 ans, elle fut prise de dys-
ménorrhée jusque vers l'âge de 36 ans (1866). Elle vit à cette
époque se développer au cou des adénites chroniques qui se ter-
minèrent par suppuration laissant des cicatrices le long du sterno-
cléido-mastoïdien gauche. Vers cette même époque, elle alla,
boulevard Mazas, dans une petite maison mal bâtie, habiter
une chambre ayant une fenêtre donnant au nord sur une cour,
n'ayant pas de cheminée et fort incomplètement close. On
voyait le jour à travers le toit qui formait la partie supérieure
de la chambre, et lorsqu'il pleuvait, les gouttes d'eau tombaient
sur le lit. Le sommier, le bois de lit et une commode tombèrent
rapidement en pourriture dans cette pièce.

A... habitait là depuis près d'un an lorsqu'elle fut atteinte
à diverses reprises, de douleurs dans le côté gauche de la
tête et dans la partie postérieure du cou. Ces accès n'avaient
pas été jusque-là fort douloureux et n'avaient jamais
duré bien longtemps, lorsqu'enfin ils se déclarèrent avec une
violence inouïe. La partie gauche de la face, de la tête et principalement la région postérieure du cou, surtout du côté gauche, étaient le siége de douleurs atroces, continues et s'exaspérant fréquemment au point de faire crier la patiente dont

les plaintes souvent répétées incommodaient les voisins. Le foyer principal de la douleur était au-dessous de la bosse occi-pitale. De là partaient des irradiations dans le côté gauche de la tête, de la face et du cou; et le long de la colonne vertébrale jusqu'au niveau de la région lombaire. La douleur s'étendait également à gauche dans l'épaule, dans le coude, et il se produisait en même temps dans les doigts des fourmillements. Lorsque ces sensations douloureuses atteignaient leur maximum d'intensité, la malade était prise de vomissements. Cet état de souffrance continuelle avec paroxysmes fréquents dura cinq mois environ.

Pendant tout ce temps, le membre supérieur droit, les muscles du tronc et ceux des membres inférieurs ne furent le siége ni de douleurs ni de faiblesse.

Les parties douloureuses du cou étaient en même temps hyperesthésiées, aussi des attouchements même légers et en particulier des frictions que l'on fit à cette époque avec de l'eau-de-vie camphrée lui causèrent-elles de vives sonffrances. Les mouvements étaient particulièrement douloureux, aussi restait-elle soit couchée, soit assise, évitant avec soin de remuer la tête.

Il n'y avait pas de troubles de la vue.

Pendant cinq mois, ces douleurs furent à peu près continuelles, présentant des alternatives d'apaisement ou d'exaspération. Il paraît que la nuit elles étaient beaucoup plus violentes.

Puis survint une période de rémission, et la malade put reprendre son travail habituel. Le cou et le membre supérieur du côté gauche qui était resté légèrement engourdi étaient encore douloureux.

Un mois après, le bras gauche, qui n'avait été jusqu'alors que légèrement affaibli, se paralysa presque complètement, pendant qu'elle était occupée à travailler (1867). Cette perte de la motilité ne s'accompagna du reste d'aucun autre phénomène. Il ne se produisit ni fièvre, ni douleurs. Quatre mois après, elle obtint son admission à l'hôpital Saint-Antoine, dans le service de M. Millard (1868).

Dans les trois premiers mois, il n'y eut ni aggravation ni amélioration bien notable, lorsqu'un jour, étant aux cabinets, elle s'affaissa sur elle-même sans perdre connaissance. Elle venait d'être frappée subitement d'une paralysie du bras droit et des deux jambes. Elle était incapable de se tenir debout, et à partir de ce moment on fut obligé de la faire manger. Le membre supérieur gauche restait ce qu'il était avant l'attaque, c'est-à-dire très-gravement, mais cependant incomplètement paralysé.

De même les deux membres inférieurs étaient le siége d'une paralysie incomplète avec flaccidité; ils pouvaient encore s'allonger et se fléchir, mais la malade ne pouvait ni détacher le talon du lit ni se tenir debout.

Quant au membre supérieur droit, il était le siége d'une paralysie complète de la motilité, les doigts étaient tout à fait immobiles.

Du reste, il n'existait pas de troubles notables de la sensibilité et dans les parties récemment paralysées; il n'y avait ni douleurs, ni fourmillements, ni engourdissement; elles n'étaient pas non plus hyperesthésiées.

On pouvait parfois observer dans les membres inférieurs quelques soubresauts.

Peu de temps après, les deux mains s'atrophièrent notablement.

A... ne vit pas survenir d'autre changement bien marqué dans son état, jusqu'à son entrée à l'hospice de la Salpêtrière, en janvier 1869.

On nota alors une paralysie à peu près complète des deux membres supérieurs, tandis que les inférieurs ne l'étaient qu'incomplètement. On nota également l'atrophie fort marquée des éminences thénar et hypothénar et des avant-bras. Mais les fibres musculaires qui persistaient se contractaient sous l'influence de l'électricité.

En 1870, la malade ressentit dans le membre supérieur droit des douleurs peu violentes, puis se montrèrent des secousses qui augmentèrent bientôt d'intensité et surtout de fréquence. Quelques légers mouvements devinrent possibles, enfin dans un temps assez court, la motilité se rétablit assez pour permettre à la malade de manger seule. Elle pouvait fermer et ouvrir la main, se servir de son avant-bras, mais le bras resta à peu près immobile.

A mesure que la motilité se rétablissait dans des muscles atrophiés, leur volume augmentait rapidement.

Au commencement de l'année 1872, un traitement méthodique par l'électrisation faite avec les courants continus fut institué. Trois mois après, on observa de l'amélioration dans le membre supérieur gauche. Les mouvements d'opposition du pouce, ceux des doigts purent s'exécuter, excepté pour le petit doigt dont les deux dernières phalanges sont ankylosées en flexion prononcée. Du reste, le petit doigt de la main droite présente la même particularité, il n'a pas bénéficié du rétablissement des mouvements qui s'est produit pour les autres doigts, et ses phalanges se trouvent également fléchies et ankylosées.

Peu à peu, les mouvements de l'avant-bras sur le bras s'exécutèrent, mais ceux de l'épaule continuèrent à rester abolis.

Depuis cette époque, il s'est encore produit un peu d'amélioration dans la motilité des membres supérieurs, mais par contre la situation des inférieurs s'est aggravée.

Actuellement, voici son état (janvier 1873). A... est constamment couchée, on ne peut ni la lever, ni la mettre sur le bassin, à cause des douleurs qu'on détermine dans le côté gauche qui est, depuis plusieurs mois, le siége d'une hyperesthésie très-marquée. Des excitations même légères sont douloureuses, et au membre inférieur de ce côté les moindres mouvements déterminent des sensations très-pénibles, principalement dans les jointures.

Ces troubles de la sensibilité n'existent que depuis sept ou huit mois. Du côté droit, il y a une anesthésie légère.

Examiné au point de vue de la motilité musculaire, le membre supérieur droit présente les particularités suivantes. Les muscles de l'éminence thénar, les interosseux et les lombricaux se contractent assez énergiquement, quoique lentement, sous l'influence de la volonté ou de la faradisation. Ceux de l'hypothénar ne paraissent pas répondre aux excitations électriques. Ceux des avant-bras se contractent volontairement. Les contractions volontaires sont beaucoup plus énergiques dans les extenseurs de la main. L'excitation électrique montre la même différence entre les fléchisseurs et les pronateurs d'une part et les extenseurs et les supinateurs de l'autre. Au bras, les muscles biceps et triceps brachial semblent à peu près normaux. A l'épaule, le deltoïde a disparu en grande partie, il ne répond que faiblement à la faradisation. Il en est de même des sus et sous-épineux et des autres muscles de la région.

Du côté gauche, on retrouve les mêmes altérations, seulement plus accentuées. A l'épaule en particulier, les mouvements sont presque complètement abolis, et l'atrophie du deltoïde, des sus et sous-épineux, etc. est à peu près complète.

Les deux mains considérées dans leur ensemble, présentent cela de particulier que les mouvements de flexion et de pronation sont affaiblis et lents à se produire, tandis que ceux d'extension et de supination s'exécutent rapidement et énergiquement. Il en résulte une sorte de tendance des mains à se renverser en dehors, et ce mouvement d'extension du poignet a pris un développement bien plus grand qu'à l'état normal. Cela donne à l'attitude générale de la malade quelque chose de spécial.

Au membre inférieur droit, on note une paralysie incomplète avec un peu de contracture, et il se produit de temps en temps des secousses volontaires. La sensibilité y est émoussée. Les muscles de la cuisse répondent assez bien à l'électricité ; ceux de la jambe beaucoup moins bien. Le membre est un peu œdématié, la peau est sèche et écailleuse.

A gauche, on trouve le membre sensiblement dans le même état, seulement il y a des douleurs spontanées principalement dans le genou et une hyperesthésie notable.

Il n'y a pas d'eschare au sacrum. La malade sent bien le besoin d'aller à la garde robe ou d'uriner et elle peut se retenir assez longtemps.

Il n'y a point de troubles de la vue, de l'intelligence, de la circulation, de la respiration, de la parole, non plus que de la déglutition.

Les vertèbres cervicales ne sont douloureuses ni à la pression ni spontanément. Il n'en est pas de même pour la gouttière vertébrale gauche. Mais on vient de voir que les membres supérieur et inférieur sont hyperesthésiés et le siége de douleurs spontanées du reste assez peu violentes.

Dans l'observation de la nommée A..., la période douloureuse est marquée par une violence et une durée considérables. Les irradiations du côté des membres sont également bien marquées. Puis se montrent les phénomènes paralytiques dus, cette fois,

.à l'inflammation secondaire de la moelle. La lésion de l'axe spinal est assez prononcée, comme le prouvent les symptômes graves de paralysie que l'on observe dans les membres inférieurs. L'atrophie s'est ensuite développée dans les deux mains et dans les deux épaules, soit sous l'influence de la myélite, soit sous l'influence de la compression des racines nerveuses, sans qu'il soit possible de se prononcer sur ce point. La distribution de l'atrophie frappant principalement les muscles animés par un même nerf peut, en effet, aussi bien résulter ici d'une altération localisée de la substance grise que de la compression des racines nerveuses. L'inflammation de la moelle qui se développe en pareilles circonstances est, en effet, aussi irrégulière dans sa distribution que dans son intensité.

Dans les derniers temps, la malade a eu une véritable amélioration; ses avant-bras, ses mains paralysés et atrophiés ont recouvré en grande partie leur motilité.

Ce fait diffère du précédent en ce que l'inflammation n'est pas restée localisée aux enveloppes de la moelle, mais qu'au contraire il s'est produit une myélite assez intense et assez étendue. Il en résulte une différence considérable entre les symptômes observés dans les deux cas; aussi ne songerait-on pas *a priori* à les réunir sous un seul diagnostic.

Et, cependant, nous sommes porté à croire que la lésion principale, primitive, est la même chez les deux malades.

Les deux exemples qui viennent d'être rapportés forment les deux types principaux des sujets atteints de pachyméningite chronique cervicale, d'origine spontanée.

PHYSIOLOGIE PATHOLOGIQUE.

Il ne sera pas donné, dans ce chapitre, d'explications de la plupart des symptômes dont on vient de lire la description. Tout l'intérêt de l'affection que nous décrivons réside dans son siége. Le développement à la région cervicale d'une pachyméningite chronique nous a paru avoir une importante clinique assez grande pour justifier une monographie sur ce point. Mais si la symptomatologie se trouve modifiée, il n'en est pas de même de la physiologie pathologique, nous n'avons rien à ajouter à ce qui est publié relativement aux troubles trophiques des muscles, ou de la peau, ni sur la cause de la paralysie, etc. Toutefois, nous désirons rapprocher quelques particularités anatomiques mentionnées précédemment, et certains phénomènes que l'on peut observer chez les sujets atteints de pachyméningite hypertrophique cervicale.

Il n'est pas très-rare d'observer, au milieu du foyer de myélite, de petits îlots de substance blanche ou de substance grise, presque complètement sains et entourés de toutes parts par un tissu fortement altéré. Lorsqu'on a ce fait sous les yeux, on s'étonne de ce que l'inflammation qui a été assez vive pour détruire complètement le tissu nerveux avoisinant, ne se soit pas également emparé de ces îlots.

Pour ce qui est de la substance grise, nous ne donnerons aucune explication et nous ne ferons aucune hypothèse. Nous dirons seulement que, sur une préparation où cette particularité existait, le petit îlot était formé exclusivement par le noyau externe des cellules nerveuses de la corne antérieure, et il était complètement encadré de tissu fibroïde. D'un autre côté, on sait que, dans la paralysie infantile, la lésion a une tendance à procéder par noyaux, et sur une coupe faite à la région lombaire ou à la région cervicale, on pourra voir un noyau unique complètement sain, pendant que les deux noyaux voisins auront entièrement disparu. On est porté à croire que ces accumulations de cellules qui constituent les noyaux occupent des districts isolés jusqu'à un certain point des tissus environnants et ayant des limites capables d'opposer une certaine résistance à l'inflammation.

Dans la substance blanche, ces îlots sont également encadrés de tissu fibroïde. Ils sont constitués par des tubes nerveux sains que sépare un réticulum de tissu conjonctif épaissi. Ils ont été signalés plusieurs fois, mais on n'a pas donné d'explication jusqu'à ce jour de leur intégrité au milieu d'un tissu malade. Il est difficile d'admettre que l'inflammation qui a amené la destruction des tubes nerveux voisins, et qui a produit l'épaississement du tissu conjonctif qui sépare les tubes nerveux actuellement sains, ait respecté complètement ces derniers. Or, l'on sait que M. Michaud a démontré dans l'important travail que nous avons déjà cité plusieurs fois, que, dans la moelle, les tubes nerveux pouvaient être le siége d'une dégénération granuleuse comme les nerfs périphériques. et qu'ils pouvaient revenir ensuite à leur état normal, et qu'alors il ne restait plus d'autre altération qu'une prolifération plus ou moins prononcée du tissu conjonctif réticulaire. C'est précisément dans des foyers de myélite chronique par propagation ou par compression que ce fait a été observé. Nous pensons que c'est par une régénération analogue qu'il faut expliquer les petits îlots de tubes nerveux sains dont il est ici question, dans les points où la sclérose a été moins intense.

On a pu aussi être étonné de voir que dans l'observation de C... (obs. I), les racines nerveuses traversaient la dure-mère dans le point où elle est le plus épaissie et qu'elles étaient constituées par des tubes normaux. Il y a lieu de répéter, à propos d'elles. ce qui vient d'être dit au sujet des tubes nerveux de la moelle, ainsi qu'à propos des nerfs périphériques.

Nous avions été plusieurs fois surpris de trouver des tubes nerveux sains, dans de petits nerfs se rendant à des muscles complètement atrophiés. Mais les dernières expériences de M. Vulpian (1) sur la destruction complète et sur la régénération intégrale du contenu des gaînes de Schwann nous ont fait penser que chez l'homme il pourrait bien se passer des phénomènes analogues à ceux observés chez les animaux.

Voilà les particularités anatomiques que nous voulions signaler, et voici les phénomènes cliniques qui peuvent s'y rattacher.

On a vu dans l'observation IV, chez la nommée A..., qu'en 1868 les deux membres supérieurs étaient paralysés, complètement à droite et presque complètement à gauche. Les muscles des avant-bras, et surtout des mains s'étaient atrophiés à un haut degré. La malade était depuis deux ans environ dans cet état lorsqu'à la suite de quelques douleurs et de quelques phénomènes convulsifs, la motilité reparut

(1) Vulpian. Recherches relatives à l'influence des lésions traumatiques des nerfs sur les propriétés physiologiques et la structure des muscles, in *Arch. de physiologie*, 1872.

d'abord dans le bras droit, puis l'année suivante dans le bras gauche. Elle put se servir de ses deux mains pour manger, faire de la charpie, etc. En même temps, les masses musculaires qui avaient disparu se dessinaient de nouveau sous les téguments, à tel point qu'il ne peut pas être douteux qu'il se soit produit là une régénération du tissu musculaire.

Il est facile, avec les opinions que nous venons d'émettre, d'expliquer cette période d'amélioration. Lorsqu'un nerf est comprimé dans son trajet ou lorsque le noyau cellulaire qui lui donne naissance est fortement altéré, les tubes nerveux moteurs subissent la dégénération granuleuse, depuis le point lésé, comprimé ou détruit, jusqu'à sa terminaison dans l'épaisseur du muscle. Au bout d'un temps variable, et suivant des circonstances multiples qui ne sont pas encore précisées, même pour les animaux, ces tubes nerveux, après avoir perdu leur myéline et leur cylindre d'axe, se régénèrent et reprennent leur apparence normale (1). Si alors le centre ganglionnaire, d'où part le nerf moteur, a conservé son état normal anatomique et physiologique, et que la régénération se soit faite non-seulement dans le bout périphérique du nerf, mais aussi dans le point primitivement lésé, comprimé ou emflammé, on voit alors la paralysie cesser et les fibres qui persistent dans les muscles altérés non-seulement recouvrer leur motilité volontaire, mais devenir le centre d'une régénération du muscle.

C'est là l'explication que nous proposons pour les

(1) M. Vulpian a professé la même opinion à propos de la paralysie infantile dans son cours de 1870, à la Faculté, et dans une communication faite à la Société de biologie en octobre 1871. (*Gaz. méd. de Paris*, n° 1, 1873).

phénomènes heureux observés chez la femme A..., et qui nous permettent d'admettre l'existence, chez certains malades, d'une troisième période clinique, la *période de réparation*, différant de la *période douloureuse* et de la *période de paralysie et d'atrophie* en ce qu'elle est loin d'être constante.

En terminant ce chapitre, nous ferons remarquer que l'attitude spéciale de la main, indiquée plus haut comme habituelle, implique d'une façon générale une paralysie des nerfs cubital et médian et l'intëgrité du nerf radial. Il semble résulter de là que les nerfs cubital et médian prennent leur origine dans le renflement cervical, tandis qu'au contraire le nerf radial aurait son noyau en dehors de ce point et probablement un peu plus haut, c'est-à-dire dans la portion supérieure de la moelle qui n'est pas habituellement lésée dans la pachyméningite cervicale.

DIAGNOSTIC.

Lorsque l'affection débute, il se produit généralement un certain nombre de petits accès douloureux que les malades prennent pour du *torticolis*. L'erreur est à ce moment à peu près inévitable, cependant on pourrait être mis sur la voie du diagnostic par certaines particularités.

Dans ses *Leçons sur les principales formes de paralysie des membres inférieurs*, M. Brown-Séquard insiste fréquemment sur la douleur en ceinture avec sentiment de constriction, qui se produit au niveau d'une tumeur comprimant la moelle, d'un foyer de méningite chronique localisée, ou d'un foyer limité de myélite. Et il dit quelque part que, si ces lésions siégent à la région cervicale, elles produiront des crampes dans les muscles de la partie postérieure du cou, qui rameneront la tête en arrière comme dans le tétanos.

Si l'on veut bien se reporter à l'histoire de la femme C.... (Obs. 1), on verra que cette malade raconte que pendant ses premiers accès douloureux, il lui semblait que le cou était serré « comme dans un cercle de fer. » Cette sensation n'est-elle pas analogue à la douleur en ceinture qui existe au tronc lorsque la lésion siége dans la portion dorsale de la moelle.

D'autre part, on a fait remarquer précédemment que la douleur spontanée s'exagérait par les mouvements des vertèbres. C'est là un caractère important qui peut encore permettre d'éviter l'erreur. Car dans le torticolis l'augmentation de la douleur pendant les mouvements siége dans les muscles qui se contractent et souvent en particulier dans le sterno-cleïdo-mastoïdien. Dans la pachyméningite hypertrophique, cet accroissement des douleurs siége toujours en arrière, profondément et sur la ligne médiane.

Enfin la fréquence de ces accès douloureux, quelquefois leur faible durée, pourront attirer l'attention du médecin et le mettre sur la voie d'un diagnostic, qui s'affermira par l'apparition des irradiations vers les membres supérieurs.

Lorsque les douleurs cervicales font défaut, ou bien lorsque, peu violentes, elle ne sont pas accusées par le malade, les premiers symptômes que l'on observe peuvent consister en fourmillements, engourdissement et anesthésie du côté des membres supérieurs, et alors on pourrait croire, comme cela est arrivé à

M. Gull, que l'on a affaire à dès *accidents hystériques*. Une semblable erreur, comme le dit le célèbre médecin anglais, peut être fort préjudiciable, car c'est précisément au début de l'affection que la thérapeutique peut enrayer l'évolution des symptômes. Aussi ne faudra-t-il jamais s'arrêter à ce diagnostic, à moins que l'hystérie ne soit bien manifeste chez le malade et ne se soit antérieurement révélée par des accidents qui ne laissent aucun doute sur leur nature.

Enfin, il est encore d'autres erreurs possibles pendant la période douloureuse. Les irradiations dans les membres supérieurs déterminent parfois des phénomènes douloureux qui sont localisés dans les jointures, et qui ont une telle intensité que le malade néglige d'attirer l'attention sur la rachialgie cervicale qui existe encore, ou qui a existé. Et l'on pose alors tout naturellement le diagnostic de *rhumatisme articulaire*. Mais l'absence complète de la fièvre, et souvent aussi de douleurs par la pression sur·les jointures, enfin le caractère paroxystique de ces arthralgies, devront faire rejeter l'idée de rhumatisme.

Lorsque plus tard on voit les muscles diminuer de volume en présentant des mouvements fibrillaires et en perdant progressivement leur excitabilité électrique, on peut croire à priori que l'on a affaire à l'*atrophie musculaire progressive* protopathique, dont la lésion consiste, comme on le sait, en une maladie primitive des cellules nerveuses des cornes antérieures de la moelle. On comprendra toute l'importance que nous attachons à différencier l'atrophie musculaire protopathique de celles qui sont symptomatiques, comme dans la pachyméningite hypertrophique. C'est qu'en effet, il semble bien établi que celle qui est primitive est progressive et qu'elle conduit fatalement au tombeau le malade qu'elle a atteint. Le pronostic des atrophies secondaires est au contraire beaucoup moins grave. Lorsqu'en clinique on fera bien cette distinction entre les atrophies protopathiques et symptomatiques, on verra probablement que les quelques cas de guérison que l'on met à l'actif de tel ou tel moyen thérapeutique doivent être tous rapportés à la classe des atrophies symptomatiques.

Voici maintenant les principaux éléments du diagnostic. Dans l'atrophie musculaire progressive, la période douloureuse fait absolument défaut; on n'a, par conséquent, ni les douleurs cervicales, ni les douleurs périphériques. En particulier, on ne voit pas ces arthralgies qui peuvent simuler le rhumatisme. D'autre part, la marche des altérations musculaires présente dans cette affection une régularité que l'on ne rencontre pas dans la pachyméningite. Ce sont les muscles des mains qui se prennent les premiers, en commençant par ceux de l'éminence thénar. Après les muscles de la main, viennent ceux de l'avant-bras, qui se prennent tous à peu près au même degré. On ne voit pas, comme c'est fréquent dans la pachyméningite, un groupe animé par le radial complètement respecté, pendant que les muscles animés par le cubital auront déjà disparu en grande partie.

Il résulte de là que la main présentera la déformation en griffe, et sera plus ou moins fléchie. Dans l'affection que nous décrivons, l'extrémité du membre supérieur a la forme d'une griffe, mais habituellement elle est dans l'extension et la supination. Enfin il semble qu'il faille conserver pour les atrophies symptomatiques, ces troubles considérables et très-variables de la sensibilité, tels qu'on les rencontre dans les observations que nous rapportons. En tenant compte de ces signes, il ne sera pas possible de confondre la pachyméningite cervicale chronique et l'atrophie musculaire progressive.

La différence sera beaucoup plus difficile à établir, lorsqu'il s'agira d'un foyer de *myélite chronique* siégeant dans le renflement cervical. Une des causes principales de ces myélites chroniques est l'existence d'une lésion bulbaire (foyer d'hémorrhagie ou de ramollissement). Il se fait autour de cette lésion une inflammation qui, au lieu d'y rester limitée, s'étend plus bas et provoque des phénomènes de paralysie et d'atrophie, surtout marqués aux membres supérieurs. On peut alors avoir le même tableau symptomatique que celui qui a été décrit au chapitre *symptomatologie* pour la période de *paralysie* et *d'atrophie*. On peut avoir la même irrégularité dans la distribution de l'atrophie et les mêmes altérations de la sensibilité. Dans les deux cas également, il se développera des dégénérations descendantes de la moelle, et on aura du côté des membres inférieurs de la paralysie avec contracture. En un mot, l'examen du malade sans renseignements ne peut permettre de faire une distinction. C'est seulement par la recherche des antécédents qu'on peut y arriver. D'un côté, on pourra trouver des renseignements qui soient en rapport avec la production d'une lésion du bulbe, tels que paralysie subite, troubles du côté des organes innervés par les nerfs bulbaires, puis, après une période d'amélioration et un temps assez long, développement des phénomènes symptomatiques de myélite localisée, à savoir : douleurs locales spontanées, avec irradiations douloureuses, secousses musculaires, paralysie et très-rapidement atrophie musculaire, etc. Dans la pachyméningite hypertrophique, on ne rencontre rien qui rappelle une lésion bulbaire primitive. En outre, les douleurs sont plus violentes et généralement plus ou moins isolées des phénomènes de paralysie et d'atrophie. Mais, nous le répétons, les malades, arrivés à la période d'atrophie, se ressemblent dans les deux cas, et si les antécédents sont obscurs ou font défaut, la distinction est tout à fait impossible.

On pourra également confondre la pachyméningite cervicale hypertrophique avec les *névralgies cervicooccipitale et cervico-brachiale* protopathiques. Ces douleurs névralgiques peuvent se rencontrer dans la période douloureuse de la pachyméningite ; il est donc très-difficile de faire un diagnostic différentiel. Toutefois, dans les cas où la pression sur les vertèbres exaspérera la douleur, il y aura lieu de rejeter l'idée d'une névralgie primitive ; car, dans ces cas, c'est surtout au niveau des gouttières vertébrales que la pression sera douleureuse. Mais la difficulté n'est pas surmontée pour cela.

Les auteurs qui ont écrit sur les maladies de la moelle consacrent généralement un chapitre à la *congestion de la moelle et de ses enveloppes* et un autre à l'*irritation spinale*. Il règne dans la description que l'on donne de ces deux états pathologiques un manque de précision qui ne permet pas de se faire une idée bien nette sur leur nature. Nous ne tenterons pas ici d'éclaircir ce tableau. Mais il n'en est pas moins certain qu'il est assez fréquent de rencontrer un ensemble clinique ressemblant presque complètement à celui que détermine une myélite, une méningite ou une méningo-myélite, bien que ces lésions n'existent pas. Et il n'est pas rare de voir ces accidents disparaître, soit spontanément, soit sous l'influence d'un traitement, particulièrement des émissions sanguines locales. Lorsque ces accidents reparaissent un certain nombre de fois, ou bien lorsqu'ils durent depuis plus ou moins longtemps. et que la mort survient, on est surpris de ne trouver, à l'autopsie, aucune lésion capable d'expliquer les symptômes nerveux. Nous avons entre les mains une observation de M. Charcot, où l'examen méthodique et très-minutieux de la moelle et de ses enveloppes n'a montré, dans un cas de ce genre, aucune altération.

Que l'on croie alors avoir affaire à la congestion ou à l'irritation spinale, peu importe ; ce qui serait important, ce serait de distinguer cet ensemble symptomatique d'avec la période douloureuse de la pachyméningite spinale ; malheureusement la difficulté est des plus grandes.

La congestion et l'irritation spinales peuvent se localiser à la région cervicale, et alors on peut avoir la douleur occipito-cervicale spontanée, paroxystique, s'exagérant par la pression et s'accompagnant d'irradiations douloureuses, d'engourdissement et de fourmillements dans les membres supérieurs. La distinction n'est pas alors possible, et l'on ne peut dire s'il s'agit ou non de la pachyméningite cervicale. Toutefois, les auteurs sont d'accord sur ce point, que les applications locales de sangsues au niveau du foyer de la douleur spinale amènent de l'amélioration, lorsque l'on a affaire à la congestion ou même à l'irritation spinale (Ollivier d'Angers), tandis qu'il n'est pas prouvé qu'il en sera de même dans la période douloureuse de la pachyméningite. C'est à l'expérience à démontrer s'il n'y a pas là un signe d'une certaine valeur.

Le *mal de Pott cervical* peut aussi déterminer des accidents semblables. Lorsque le pus caséeux d'une vertèbre malade a érodé le ligament vertébral et vient se mettre au contact de la dure-mère, il se produit une pachyméningite externe qui peut prendre assez de développement pour comprimer la moelle et déterminer ainsi son inflammation ; on verra alors se développer des symptômes analogues à ceux produits par la pachyméningite interne. Dans les deux cas, les nerfs seront comprimés et la moelle s'enflammera secondairement. Il s'agira donc de diagnostiquer la lésion osseuse, ce qui n'est pas toujours possible. S'il n'existe pas de déformations du rachis à ce niveau, s'il n'existe pas d'abcès ossifluents soit en arrière le long de la colonne vertébrale, soit en avant au niveau du pharynx, on pourra fort bien ne pas soupçonner le mal de Pott cervical. Dans le cas auquel il a été fait allusion précédemment, chez un malade mort dans le service de M. Broca à l'hôpital de la Pitié, nous avons soupçonné la lésion osseuse, dans ces conditions, parce que cet homme avait, depuis plusieurs années, au milieu de la région dorsale, une gibbosité ayant pour point de départ, une carie des vertèbres. Il était naturel alors de penser que la même lésion se reproduisait dans les corps vertébraux de la partie supérieure du rachis. Quoi qu'il en soit, on ne doit pas se préoccuper outre mesure des difficultés que l'on rencontre ici, parce que le traitement à employer contre la paralysie et l'atrophie dans les deux cas est absolument le même.

En dernier lieu, nous parlerons des *tumeurs* qui compriment la moelle ou qui se développent à son intérieur. Il ne s'agit pas ici du cancer, du fibro-sarcôme, etc., qui se développent primitivement ou secondairement dans le rachis, compriment les racines nerveuses au niveau des trous de conjugaison et puis la moelle après avoir fait irruption dans le canal vertébral. Ces accidents ne s'observent pas à la région cervicale, du moins nous n'en connaissons pas d'exemples. Il n'est donc question que des tumeurs des méninges, et des tumeurs intra-médullaires. Les premières sont presque exclusivement représentées par les psammômes, les secondes le sont par les masses caséeuses, connues sous le nom de tubercules, et par les gommes. Pour ce qui est du psammôme, on ne peut donner aucun signe distinctif entre lui et la pachyméningite hypertrophique. Pour le tubercule au contraire ; son développement sera caractérisé par des phénomènes assez analogues à ceux d'un foyer de myélite chronique. Les douleurs seront donc moins violentes que dans la pachyméningite, du moins au début, et en outre la paralysie et souvent l'atrophie apparaîtront en général immédiatement. Lorsqu'il s'agira d'une gomme, le diagnostic se basera sur les mêmes données, mais, principalement dans les premiers temps de l'évolution de la tumeur, on aura

dans le traitement antisyphilitique une grande res-
source pour s'assurer de là nature du mal.

On comprend qu'il n'y a pas lieu de faire le diagnostic différentiel d'avec la méningo-myélite chronique localisée au renflement cervical. La moelle se
trouvera enveloppée par un manchon un peu moins
épais, ce sera là toute la différence.

En résumé, les principaux signes dont on doit tenir
compte pour établir le diagnostic de la pachymeningite
chronique cervicale, sont l'existence de la rachialgie
cervicale, les irradiations douloureuses dans les membres supérieurs, puis plus tard la paralysie et l'atrophie
musculaire qui se distribue irrégulièrement et produit
généralement une attitude particulière de la main qui
représente une griffe et se trouve en extension forcée.
En même temps, on observe des troubles profonds de
la sensibilité pouvant varier d'un côté à l'autre, ou
dans une même région à des époques différentes de la
maladie. Enfin on peut observer, après une durée
quelquefois très-longue de la paralysie et de l'atrophie, le rétablissement de la motilité et la réapparition
des muscles atrophiés.

ETIOLOGIE, MARCHE, TERMINAISON, DURÉE, PRONOSTIC.

Il n'est pas possible d'établir actuellement sur
des données positives la *nature* ni la *pathogénie*
de la pachyméningite hypertrophique. Comme c'est
la dure-mère, c'est-à-dire une membrane fibreuse, qui

'est atteinte, on peut, si l'on veut, invoquer avec M. Gull la diathèse arthritique, mais ce n'est là qu'une hypothèse et fût-elle vérifiée, notre curiosité serait loin d'être satisfaite touchant les causes organiques qui font que c'est la dure-mère qui est atteinte, et que c'est à la région cervicale que cette lésion s'observe le plus souvent.

Dans les quelques observations qui sont rapportées dans ce travail, on rencontre plusieurs fois la mention d'un séjour prolongé dans une habitation froide et humide, et particulièrement dans un cas, il semble qu'il y ait là une relation de cause à effet. Chez une autre malade l'affection a débuté à la suite d'une exposition prolongée à la pluie avec refroidissement. Nous avons observé un fait analogue, pendant notre internat à l'hôpital Lariboisière dans le service de M. Millard. Il s'agissait d'un jeune paysan qui fuyant devant les Prussiens se trouva seul pendant la nuit perdu au milieu de la campagne. Il resta exposé pendant tout ce temps à une pluie violente et il vit se développer, consécutivement à ce long refroidissement une pachyméningite localisée avec propagation de l'inflammation à la moelle, au niveau des dernières vertèbres dorsales. Nous n'en dirons pas davantage sur l'*étiologie*, ne voulant pas répéter la longue liste de prétendues causes auxquelles on attribue continuellement et sans preuve les maladies du système nerveux.

Le nombre de nos observations ne permet pas de dire si l'affection est plus fréquente chez les hommes que chez les femmes.

On remarque que tous les sujets atteints sont peu

âgés. Il semble que ce soit là une maladie de l'âge' adulte.

La *marche* de l'affection se trouve décrite par suite de la division adoptée pour l'exposition des symptômes. Le début est généralement lent, insidieux et semble dû à un processus chronique d'emblée. En tout cas, il ne semble pas qu'il s'accompagne jamais de fièvre, ni de réaction générale.

Une fois la maladie établie, la période douloureuse reste complètement isolée, ou bien, ce qui arrive fréquemment, se complique à un certain moment des phénomènes caractéristiques de la seconde période. Selon que l'inflammation se propage ou non à la moelle d'une façon notable, il pourra se développer ou non de la dégénération descendante, et c'est là un des phénomènes les plus importants au point de vue de la *terminaison*. Lorsqu'en effet les malades sont atteints de paralysie et de contracture des membres inférieurs ils se trouvent confinés au lit et c'est dans ces conditions que se développe la tuberculose pulmonaire à laquelle succombent souvent les sujets atteints d'inflammation chronique de la moelle. Ils sont en outre exposés, par suite de la myélite, à la production d'eschares, et souvent aussi à des troubles dans les fonctions de la vessie. Dans ces circonstances, la mort peut être le résultat des accidents causés par les eschares ou par l'inflammation chronique de la muqueuse vésicale. Il importe donc chez les malades atteints de pachyméningite hypertrophique cervicale de distinguer ceux qui ont de la paraplégie, parce que c'est là une circonstance aggravante. Le *pronostic* sera encore plus sévère pour ceux qui auront en outre des troubles dans l'excrétion des selles ou de l'urine. En somme, on voit que ce qui fait surtout la gravité de la pachyméningite au point de vue du pronostic, c'est l'extension de l'inflammation à la moelle, c'est la paraplégie qui force les malades à vivre dans l'immobilité, et enfin ce sont les accidents de pyohémie produits par les vastes eschares ou par la cystite chronique.

Lorsqu'au contraire les membres supérieurs seront seuls paralysés et atrophiés, le malade ne courra pas de dangers de mort par suite de sa maladie; et il y aura lieu d'espérer, qu'à un moment donné, les régénérations nerveuses sur lesquelles nous avons précédemment insisté, se réaliseront. Alors arrivera la période de réparation qui rendra au malade l'usage de ses membres supérieurs. On peut espérer une semblable terminaison, même lorsque la paralysie est complète depuis longtemps. Dans le cas que nous avons cité, la paralysie était absolue depuis deux ans, lorsque s'est produit le rétablissement des mouvements et la régénération des muscles atrophiés.

Il est très-difficile de préciser la durée de la maladie; toutefois, on peut dire que même dans les cas les plus graves, elle ne parcourt ses différentes phases que lentement. La mort ne semble pas en effet arriver plus tôt que la cinquième année et elle peut ne survenir qu'au bout de quinze ou vingt ans.

CONSIDÉRATIONS THÉRAPEUTIQUES.

Il ne nous semble pas nécessaire d'insister sur ce
point, que le traitement aura d'autant plus de chances
d'amener la guérison ou l'amélioration du malade, que
l'on se trouvera à une époque plus rapprochée du début. Mais il ne faudrait pas croire que la thérapeutique devienne impuissante, dès que les accidents
revêtent une certaine gravité ou bien lorsqu'ils durent
depuis longtemps déjà. On a vu dans une observation
précédente, que spontanément il s'était produit chez
une malade une amélioration notable; depuis deux
ans déjà les deux membres supérieurs étaient complètement paralysés, et beaucoup] de leurs muscles
avaient disparu, quand la motilité reparut dans la
main et l'avant bras droits. Il semble rationnel de pen
ser que cette amélioration se serait produite plus tôt
sous l'influence d'un traitement approprié. C'est
cette conclusion que l'on est conduit en poursuivan
l'étude de ce cas. Le membre supérieur droit recouvr
d'abord sa motilité, pendant que le membre gauche
reste paralysé. Au bout d'un certain temps et dans
l'espoir de rétablir les mouvements de ce membre, on
employa systématiquement les courants continus et
en moins de trois mois la malade se servait de sa main
gauche presque aussi facilement que de sa main droite.
La motilité ayant commencé à reparaître peu de temps
après l'application des courants électriques, il semble
probable qu'il y a là autre chose qu'une simple coïn-
cidence.

On n'insistera pas dans ce chapitre sur les moyens généraux qu'il convient de mettre en usage dans les cas où les membres inférieurs sont affectés. On sait par exemple que le confinement au lit favorise la tuberculose. On lèvera donc les malades pour les placer sur un fauteuil et les exposer en plein air autant que cela sera possible. On sait également que des troubles trophiques peuvent se développer sous l'influence de pressions même légères, au sacrum, au niveau des grands trochanters, des talons, etc. Il sera bon alors d'employer les matelas d'eau ou d'air. Lorsqu'il y aura des troubles dans l'excrétion de l'urine, principalement de la rétention, on devra veiller avec le plus grand soin à ce que la vessie soit vidée plusieurs fois par jour. Dans tous ces cas l'urine est alcaline et se décompose avec une grande rapidité, c'est là une cause fréquente de cystite, accident redoutable chez ces malades.

Ces indications ne diffèrent pas de celles qui sont indiquées pour toutes les paraplégies par myélite.

Cela dit, nous diviserons les moyens spéciaux que nous croyons propres à combattre la pachyméningite cervicale hypertrophique en différentes classes que nous passerons successivement en revue.

1° *Sédatifs.* — Dans la période douloureuse, la médication aura pour but principal de supprimer ou de diminuer la douleur. L'administration du chloral répondra à cette indication et ce médicament devra être préféré à l'opium. Cependant, comme il en peut résulter pour les malades des troubles digestifs, on devra souvent recourir à d'autres moyens, tels que les applications locales de chloroforme, les injections sous-cutanées de chlorhydrate de morphine ou de sulfate d'atropine. On pourra tenter également dès cette époque l'emploi des pointes de feu dont il va être question.

2° *Révulsifs.* — Il y a une grande analogie entre les altérations méningitiques et médullaires qui se produisent dans la pachyméningite externe déterminée par la lésion osseuse du mal de Pott et l'affection que nous étudions. Il est donc probable que les révulsifs agiront de la même manière dans les deux cas. En conséquence, il ne faudra pas espérer tirer beaucoup de profit des vésicatoires, des moxas, des cautères ni du séton. De la sorte, on entretient de longues suppurations, qui affaiblissent le patient, mais on n'en obtient aucune amélioration.

Nous n'en dirons pas autant du fer rouge. M. Charcot a depuis longtemps appliqué ce mode de traitement à la paraplégie causée par le mal de Pott. Et il a obtenu un nombre déjà assez grand de guérisons. Nous avons été nous-même témoin, pendant notre internat à la Salpêtrière, du retour de la motilité, dans les membres inférieurs complètement paralysés depuis longtemps, chez des malades atteintes du mal vertébral. Il serait difficile de préciser le mode d'action d'un semblable traitement et d'en donner une explication. Mais il y a lieu de penser que peut-être il pourrait donner de bons résultats dans la pachyméningite hypertrophique. Voici comment opère M. Charcot. Il place généralement six pointes de feu, au niveau du segment de moelle, où il soupçonne l'existence de la pachyméningite externe, cause si fréquente dans ces cas de la paraplégie. Chacune d'elles est placée à une faible distance de la ligne médiane.

La cautérisation faite sur un espace grand comme une pièce de cinquante centimes est assez profonde pour que l'eschare intéresse à peu près toute l'épaisseur du derme. Dès que la cicatrisation des eschares est terminée, il fait une nouvelle application de six pointes de feu à côté des premières et il répète ces cautérisations aussi fréquemment que possible pendant deux, trois ou quatre mois.

La cautérisation ponctuée se fait aussi plus superficiellement de façon à n'intéresser que les couches les plus supérieures du derme, mais alors son influence paraît bien diminuée. On devra lui préférer la cautérisation profonde.

3° *Hydrothérapie.* — L'hydrothérapie est un des plus puissants moyens que l'on puisse diriger contre les affections chroniques de la moelle et des méninges. Les bains généraux, et surtout les douches devront être ordonnés à une certaine période. Cependant il ne conviendrait nullement d'avoir recours à cette médication lorsque l'on peut craindre que la période irritative ne dure encore, et peu de stations thermales peuvent alors être recommandées. Saint-Sauveur, Néris, et en première ligne La Malou sont à peu près les seules auxquelles il convient d'avoir recours pendant la période active de la maladie. Au contraire, si les phénomènes inflammatoires sont complètement éteints, on pourra dans le but de favoriser la période de réparation envoyer les malades dans un grand nombre de stations, on peut citer principalement Bourbonne-les-Bains, le Mont-Dore, Balaruc, Bagnères-de-Bigorre, Aix-les-Bains, etc.

4° *Électrothérapie*. — On aura à employer dans ces cas l'électrisation, principalement dans les muscles paralysés ou en voie d'atrophie. L'excitation électrique sera alors locale et faite avec les courants faradiques à secousses peu fréquentes. Il ne faudra pas suspendre trop facilement l'emploi de ces moyens dans des muscles qui ne répondraient plus que faiblement à ces excitations, parce qu'on peut ainsi empêcher une destruction totale du muscle qui ne permettrait probablement pas à la régénération musculaire de se faire, et c'est là une éventualité qu'il ne faut pas oublier.

Dès que la période douloureuse sera passée, on devra également employer les courants continus que l'on appliquera en mettant le pôle positif à la partie supérieure de la région cervicale et le pôle négatif à la partie inférieure, de façon que le sens du courant se fasse de haut en bas. On sait, en effet, que les courants descendants sont réputés être des tempérants de la moelle, tandis que les courants ascendants seraient au contraire des excitants, et, tant que l'on ne sera pas certain que le travail inflammatoire est éteint, on devra recourir aux courants descendants. Les ascendants pourront être appliqués dans la période de réparation.

On emploiera également le galvanisme en agissant sur les nerfs du membre supérieur, et, en appliquant le pôle positif au niveau des vertèbres cervicales, et le le pôle négatif sur le trajet des nerfs moteurs du membre supérieur. Il sera souvent préférable de placer le pôle négatif dans le creux axillaire, on agit ainsi énergiquement sur le plexus brachial et, par conséquent, sur tous les nerfs qui en partent.

5° *Médication interne.* — L'iodure de potassium peut être donné comme résolutif, mais il ne faudra pas s'attendre à obtenir des effets rapides. Il est indiqué dès que l'on pense que la dure-mère est épaissie, par conséquent dès la première période. On devra insister sur son emploi.

Le bromure de potassium, la belladone, le seigle ergoté, seront plus utilement employés dans la période où l'on supposera que l'inflammation s'étend à la moelle.

Nous ne pouvons terminer cette longue énumération de moyens thérapeutiques sans insister de nouveau sur une particularité importante, c'est que *spontanément* une amélioration considérable peut se produire. C'est là une circonstance qu'il faut avoir bien présente à l'esprit, afin de ne pas attribuer à tort à la médication employée ce qui est le seul fait des forces de la nature.

Nous croyons devoir donner maintenant les quelques observations qui n'ont pas trouvé place dans le cours de ce travail.

OBSERVATIONS

Obs. V. — **Chute sur le cou.** — Faiblesse et atrophie du membre
thoracique gauche. — Engourdissement des membres du côté
opposé, sans paralysie des membres inférieurs. — Mort subite
au bout de quatre ans. — Endurcissement et hypertrophie de
la portion cervicale de la moelle, épaississement considérable
de ses membranes, par Abercrombie (1).

Le comte de Lordat fut renversé de sa voiture d'une telle
sorte que la tête frappa contre l'impériale, et que le cou fut
courbé de gauche à droite. Il ne se plaignit alors que d'une
légère douleur le long du côté gauche du cou, laquelle dispa-
rut en peu de jours.

Six mois après, légère difficulté dans la prononciation, faiblesse du bras gauche pendant près d'un an. Pendant six mois
ces symptômes n'augmentèrent pas d'intensité ; mais alors,
atrophie du bras, aphonie, mouvements convulsifs et involontaires de tout le corps. Après un autre long intervalle, engourdissement du bras droit, respiration pressée, grande difficulté
d'avaler, diarrhée, urine naturelle, intégrité des facultés
intellectuelles ; mort subite quatre ans après les premiers accidents. Les extrémités inférieures avaient été pendant un temps
considérable atteintes seulement de faiblesse, mais non de
paralysie ; car le malade se promenait encore d'une chambre
à l'autre, en s'appuyant sur le bras d'un aide, quelques heures
avant sa mort.

A l'autopsie, la moelle épinière dans la région cervicale, fut
trouvée très-ferme, résistante à la pression. Les membranes
de cette portion étaient si denses qu'on ne pouvait les inciser
qu'avec peine. La moelle allongée parut un tiers plus large que
dans l'état naturel. La pie-mère était épaissie, et l'on trouva
près de la faulx cérébrale quelques traces de suppuration ; les
ventricules étaient pleins de sérosité ; les nerfs brachiaux et
linguaux étaient à leur origine très-compactes et presque
tendineux : la dureté des nerfs cervicaux provenait de la den-
sité de la membrane qui les revêt.

(1) Loc. cit.

Obs. VI. — Myélite aiguë (centrale). — Méningite spinale. — Par Kœhler (1).

C. K..., âgé de 38 ans, dentiste à Brunschweig, d'une constitution vigoureuse, d'un tempérament sanguin et d'une haute stature, n'a jamais été malade; dans sa jeunesse il ne s'est pas adonné à l'onanisme et n'a pas fait d'excès vénériens. Il fut pris au mois de mars de douleurs violentes, erratiques et redoublant d'intensité pendant la nuit. On crut à des douleurs rhumatoïdes et on employa un traitement antiphlogistique et antirhumatismal. Ces symptômes se montrèrent d'abord dans le bras droit puis dans le bras et la jambe gauches. Pendant deux mois, ces douleurs s'exagérèrent au point de devenir insupportables, pnis elles diminuèrent peu à peu laissant les membres atteints paralysés du mouvement et de la sensibilité. Les extrémités inférieures devinrent œdémateuses, froides et amaigries, cependant l'état général du malade était peu altéré. La digestion était bonne, les selles et la sécrétion urinaires étaient normales et il n'y avait de paralysie ni du rectum ni de la vessie. Le tronc était souple, sans gonflement et sans douleur à la pression. Les organes thoraciques étaient complètement sains. Le pouls était normal et battait 80 pulsations à la minute. Il n'y avait de trouble ni du côté de l'intelligence ni du côté des sens. Il n'y avait point de céphalgie. Le sommeil resta excellent excepté pendant la période de douleur, et néanmoins le malade devint impotent. Dans l'été de la même année, le malade se rendit à Gastein sans éprouver la moindre amélioration; au contraire, son état devint extrêmement inquiétant. A la parésie succéda de la paralysie non-seulement dans les muscles soumis à la volonté, mais même du côté du rectum et de la vessie. Le malade, complétement gâteux, incapable de s'aider en aucune façon, tomba dans un état tout à fait misérable. Peu à peu se développèrent des douleurs profondes dans le cou et dans le dos. La paralysie des extrémités persista et l'œdème devint plus considérable. L'appétit était cependant conservé. Néanmoins, l'état général devint de plus en plus mauvais et il se produisit un amaigrissement progressif. Le malade ressentit des palpi-

(1) Kœhler. Monographie der meningitis spinalis, 1861, p. 104, observ. XVII.

tations cardiaques qui, par leur violence et leur constance, le privèrent encore plus de repos que les douleurs siége antdans les membres paralysés. Cependant il n'y avait aucune lésion cardiaque.

Le pouls était devenu petit et fréquent; 100 pulsations environ à la minute. Il n'y eut ni trouble de l'intelligence ni céphalalgie. Le malade resta dans cet état pendant quelques mois, seulement il se produisit, sous l'influence de la prolongation du séjour au lit, des eschares au niveau des grands trochanters. On ne put arrêter leurs progrès ni par les toniques ni par les bains aromatiques. Le malade tomba de plus en plus dans le marasme et pressentit lui-même sa fin prochaine. Au mois d'octobre de la même année, le mal fit des progrès rapides sans qu'il se développât de troubles du côté de l'intelligence ou des sens. Enfin, il se produisit subitement une paralysie d'une partie des muscles de la déglutition et de la respiration. Le malade ne pouvait mâcher ses aliments et il ne les avalait que difficilement en produisant le bruit connu en pareilles circonstances. Il se développa une fièvre violente sans qu'on reconnût aucune inflammation thoracique, les battements du cœur devinrent plus intenses, la respiration plus fréquente, plus faible et plus haletante. Le visage se cyanosa de plus en plus et la mort survint au huitième mois de la maladie par la suffocation qu'avait déterminée la paralysie des muscles de la respiration.

On diagnostiqua un ramollissement de la moelle.

Nécropsie. — On ne fit l'examen que des cavités crânienne et rachidienne.

Cavité crânienne. Le cerveau et ses enveloppes sont complètement sains. Il n'y a que peu de sérosité dans l'arachnoïde et dans les ventricules. Il n'y a pas d'œdème cérébral prononcé.

Cavité rachidienne. — Il n'y a pas d'altération des vertèbres. La quantité de liquide cérébro-spinal contenue dans la dure-mère est la même que d'ordinaire. La dure-mère ne présente pas d'hyperémie notable. Après avoir incisé la dure-mère, l'arachnoïde apparaît fortement injectée surtout à la région cervicale. Elle est colorée en rouge et renferme, à la partie postérieure seulement, de la sérosité teinte en rouge et dans laquelle on ne retrouve aucun des éléments du pus. Dans toute la partie cervicale jusqu'à la cinquième vertèbre dorsale, le sac arachnoïdien a disparu. L'arachnoïde enflammée et la pie-mère sont complètement unies et forment autour de la moelle particulièrement altérée une seule enveloppe épaissie analogue à du cuir.

Le volume de la moelle se trouve tellement augmenté qu'elle remplit presque complètement le calibre du canal vertébral. Elle est aplatie d'avant en arrière ; sa consistance est diminuée et elle présente un sillon plus large que d'habitude. Sur une coupe faite à ce niveau on voit que les membranes épaissies entourent un simple anneau de substance médullaire. Au centre de la moelle se trouve, en effet, une perte de substance qui porte particulièrement sur les parties grises. La mince couche de moelle est formée par du tissu conjonctif réticulaire circonscrivant dans le centre une cavité remplie de sérosité et s'étendant depuis la moelle allongée jusqu'à la sixième vertèbre dorsale où elle se continue avec le canal central de la moelle. Il s'agit là d'un élargissement du canal central qui s'est produit pendant la vie et non pas d'une anomalie congénitale. Les parties correspondantes de la moelle étaient le siége d'un ramollissement rouge, renfermant du tissu conjonctif de nouvelle formation et des résidus inflammatoires constituant au canal central une paroi ayant l'aspect d'une membrane pyogénique. La cavité ainsi circonscrite était remplie de sérosité et avait la forme d'une plume à écrire.

Obs. VII. — Anesthésie du bras gauche sans aucun autre symptôme. — Trois ans après paralysie de ce bras, avec atrophie musculaire. — Apparition des mêmes symptômes dans le bras droit, mais avec moins d'intensité. — Mort avec paralysie des quatre membres au bout de cinq ans, après une chute qui entraîna la rupture des colonnes antérieures de la moelle à la région lombaire. — Epaississement et adhérences des méninges spinales, principalement dans la région cervicale. — Atrophie des colonnes postérieures, des racines postérieures des nerfs et de la substance grise, avec développement de tissu fibreux. — Par S. WILLIAM GULL, M. D. (1).

Mary S..., âgée de 38 ans, garde à Guy's hospital, se plai-

(1) Guy's Hospital Reports, 1858. — Cases of paraplegia, page 200.

guit, en 1853, d'une anesthésie du bras gauche qui s'était montrée graduellement depuis près d'un an. On constata qu'il y avait une perte absolue de la sensibilité au-dessous du coude, mais l'exploration faite pour l'épaule et l'omoplate fournit des résultats vagues et souvent contradictoires. La malade affirmait et niait tour à tour qu'elle perçût des impressions faites sur les mêmes points de la peau. Ces contradictions nous laissèrent dans le doute et firent alors penser que la malade était hystérique ou qu'elle nous trompait. Il n'y avait pas de troubles de la sensibilité à la partie supérieure du thorax, dans l'aisselle, ni à la partie interne du bras. Les muscles étaient bien nourris, les mouvements énergiques, et il n'y avait pas d'ataxie, mais l'anesthésie était si complète que la malade était dans l'impossibilité de tenir quoi que ce soit dans sa main si ses yeux n'étaient pas fixés sur l'objet. Elle se plaignait souvent de douleurs déchirantes descendant entre les deux épaules et s'irradiant aussi dans l'articulation scapulo-humérale du côté gauche. Ces douleurs s'exaspéraient sous l'influence des changements de temps. Pendant deux ans il ne se produisit aucune modification.

On prit la note suivante en décembre 1855 :

Anesthésie complète limitée au membre supérieur gauche sans atrophie musculaire et sans trouble du membre inférieur du même côté. Etat général excellent. Les muscles du côté malade se contractent bien sous l'influence de l'électricité, mais la sensibilité électrique est diminuée. Durant les deux années suivantes, il y eut un affaiblissement graduel de la force, marqué principalement dans l'épaule gauche, mais atteignant la totalité du membre supérieur. En même temps on constatait une atrophie marquée des muscles. Egalement à cette époque, le membre supérieur droit s'affectait de la même manière mais à un moindre degré. Elle marchait vite, mais sa démarche était titubante et elle traînait la jambe gauche. Elle ne pouvait, ni mettre ses mains ou ses bras sur sa tête, ni les étendre horizontalement. Mais quand ses bras pendaient le long de son corps elle pouvait saisir assez énergiquement et transporter des fardeaux assez lourds. Elle se plaignait toujours de douleurs dans les membres supérieurs et le long du dos, et d'un sentiment de pesanteur à l'épigastre. Elle était souvent surexcitée, elle avait de l'insomnie et elle était sujette à des attaques de tremblement et de frisson comme dans la fièvre intermittente. En même temps elle avait une sensation d'engourdissement général.

Dans la seconde moitié du mois de décembre 1857, elle donnait ses soins à un malade dans une voiture, lorsque ayant marché sur sa robe elle fit une chute. Elle se fit une plaie au flanc gauche et perdit connaissance. Peu de temps après elle reprit ses sens, ses jambes étaient le siége d'une paralysie complète de la motilité et presque complète du sentiment. La paralysie des membres supérieurs avait augmenté considérablement. La sensibilité était complètement abolie au-dessous des coudes, et au-dessus il n'en restait que des traces. L'atrophie des muscles devint extrême. L'urine devint ammoniacale et purulente. Il se forma bientôt une eschare au sacrum, et un mois après elle mourut d'épuisement.

Nécropsie. — Atrophie générale du système musculaire. Les ventricules latéraux du cerveau sont dilatés et remplis de sérosité, le septum lucidum est perforé dans plusieurs endroits par atrophie. Il n'y a pas d'altération du système osseux ou ligamenteux de la colonne vertébrale.

La dure-mère de la moelle est très-épaissie, sans doute sous l'influence d'une inflammation chronique. Cet épaississement est très-marqué à la partie inférieure du renflement cervical et le long de sa face postérieure (fig. III et IV). Dans la région dorsale, on trouve de véritables plaques de tissu osseux, formées par la transformation osseuse du feuillet interne de la dure-mère épaissie. L'une de ces plaques vis-à-vis la troisième vertèbre dorsale a un demi-pouce de longueur, et une ligne et demie d'épaisseur. Comme ces plaques sont développées par la transformation des feuillets de la dure-mère, elles enveloppent la moelle sans la comprimer en aucune façon.

L'arachnoïde est épaissie et ses deux feuillets sont adhérents. A la région lombaire il y a quelques plaques fibreuses de l'arachnoïde. Les altérations les plus marquées siégent à la région cervicale mais elles se continuent jusqu'à la queue de cheval. La texture de la moelle elle-même est profondément altérée comme on le voit dans les figures III, IV, V. Plus d'un demi-pouce au-dessous de la moelle allongée, il y a du côté gauche une cavité kystique occupant la place de la substance grise. Ses parois sont formées par du tissu fibreux et du tissu nerveux condensé. Du côté droit, et un peu plus bas on trouve un kyste semblable mais beaucoup plus petit. On ne le voit presque plus sur la coupe représentée figure III. Ces kystes renfermaient un liquide limpide et incolore. Au renflement cervical, comme on le voit dans les figures III et IV, les colonnes postérieures et la substance grise sont extrèmement dégénérées. Les faisceaux postérieurs ne renferment plus, en effet, que quelques îlots de substance blanche circonscrits au milieu d'un stroma de tissu fibreux. Les racines postérieures des nerfs spinaux sont emprisonnées dans ces tissus dégénérés et leur gaîne est épaissie comme les membranes environnantes. C'est ce que montre bien la coupe représentée figure III. Dans la coupe figure IV faite plus bas, on voit bien le même épaississement des membranes, mais on ne voit pas de racines nerveuses.

Les colonnes antérieures et une partie des colonnes antérolatérales sont normales excepté dans la région dorsale où les colonnes antérieures sont le siége d'une déchirur e transversale qui paraît de date récente et qui, sans doute, est le fait de la chute qui amena les derniers symptômes.

Les viscères du thorax sont sains, le foie également. On trouve une suppuration aiguë des deux reins. Le parenchyme rénal est rempli de petits abcès. La membrane des bassinets est noir sombre et couverte d'une exsudation fibrineuse. La vessie est le siége d'une inflammation aiguë, la membrane muqueuse ulcérée a disparu en grande partie laissant presque à nu la tunique musculeuse.

Obs. VIII. — Douleurs occipito-cervicales. — Paralysie du membre supérieur gauche. — Atrophie très-marquée des muscles de la main de ce côté. — Paraplégie. — Par M. Charcot.

Mme X..., de Versailles, s'est bien portée jusqu'à l'âge de 23 ans et n'a jamais habité de logements humides. Elle eut alors un accouchement fort laborieux. Elle fut prise, après un refroidissement, d'une série de douleurs très-violentes dans la partie postérieure du cou et de la nuque.

Ces douleurs persistèrent pendant deux ans et s'étendirent à la tête et aux bras. Le membre supérieur gauche se paralysa.

En 1869 les jambes se prirent à leur tour subitement et devinrent ensuite le siége d'une violente contracture.

La douleur s'est étendue graduellement à toute la longueur de la colonne vertébrale qui est fort sensible à la pression. La malade eut des spasmes très-pénibles, avec sentiment de constriction dans les muscles thoraciques, ce qui produisit une gène très-marquée de la respiration. Plus tard les douleurs devinrent lombo-abdominales.

En 1870, on recueille la note suivante :

L'état général est assez bon, l'appétit est conservé, les digestions se font bien. Mais l'état des membres est tel que Mme X.. est absolument confinée au lit.

Ses deux membres inférieurs sont le siége d'une contracture énergique et persistante. Une adduction très-violente rapproche les deux genoux et entremèle les deux jambes. Les membres inférieurs sont amaigris, mais uniformément. Il n'y a point de mouvements d'épilepsie spinale bien prononcés. La sensibilité ne paraît émoussée nulle part, il y a plutôt un peu d'hyperesthésie à la pression. Le membre supérieur gauche est egalement contracturé. Il est fléchi et appliqué avec force contre le thorax. On remarque en outre que les muscles de la main et en particulier ceux de l'éminence thénar sont fortement atrophiés. La main droite et le membre supérieur droit en général sont tout à fait libres.

Il n'y a pas de selles involontaires, pas d'incontinence ni de rétention d'urine.

La colonne vertébrale n'est pas déformée. Il y a une eschare au niveau du grand trochanter droit. Les douleurs se sont calmées, et actuellement elles sont moins fortes que jamais. Cette améloration relative s'est produite depuis l'état paralytique.

En terminant notre travail, nous croyons devoir présenter, sous forme de résumé et dans l'ordre où ils s'y trouvent développés, les principaux points qu'il met en lumière :

1° L'existence de la pachyméningite spinale chronique est incontestable, et cette affection, sans être très-fréquente, mérite cependant une description spéciale.

2° Une des variétés les plus fréquentes est celle qui est caractérisée anatomiquement par le siége de l'épaississement de la dure-mère au niveau de la ré gion cervicale.

3° La symptomatologie revêt alors une forme particulière qui constitue un type clinique.

4° Ce type clinique est caractérisé par deux formes : 1° celle dans laquelle les membres supérieurs sont seuls affectés (paraplégie cervicale); 2° celle dans laquelle les membres inférieurs sont également paralysés (paraplégie générale).

5° Le diagnostic de la pachyméningite cervicale hypertrophique est possible.

6° La guérison ou l'amélioration du malade peut se produire, soit spontanément, soit sous l'influence d'un traitement approprié.

EXPLICATION DES FIGURES.

Fɪɢ. I. — Pachyméningite cervicale hypertrophique recueillie
sur A. Castala (obs. I). La dure-mère, épaissie et confondue
avec la pie-mère, forme à la moelle, au niveau du renflement cervical, un manchon fibreux et fusiforme.

   A, face externe de la dure-mère.

   B, racines antérieures ; elles ne sont pas atrophiées.

Fɪɢ. II. — Coupe transversale pratiquée à la partie moyenne
du renflement cervical de la moelle épinière de A. Castala.

   A, dure-mère hypertrophiée.

   B, racines nerveuses non atrophiées traversant les mé-
      ninges épaissies.

   C, pie-mère confondue avec la dure-mère.

   D, myélite chronique.

   E, foyer de désintégration.

Fɪɢ. III, IV, et V. (D'après M. Gull, *Cases of paraplegia, in Guy's
hospital Reports*, 1858.) — Coupes transversales de la moelle
épinière de Mary S....., au niveau du renflement cervical
(fig. III et IV) et à la partie supérieure de ce renflement
(fig. V).

   Les lettres ont la même signification que dans la fig. II.

TABLE DES MATIÈRES.

Paris. A. PARENT, imprimeur de la Faculté de Médecine, rue Mr-le-Prince, 31.

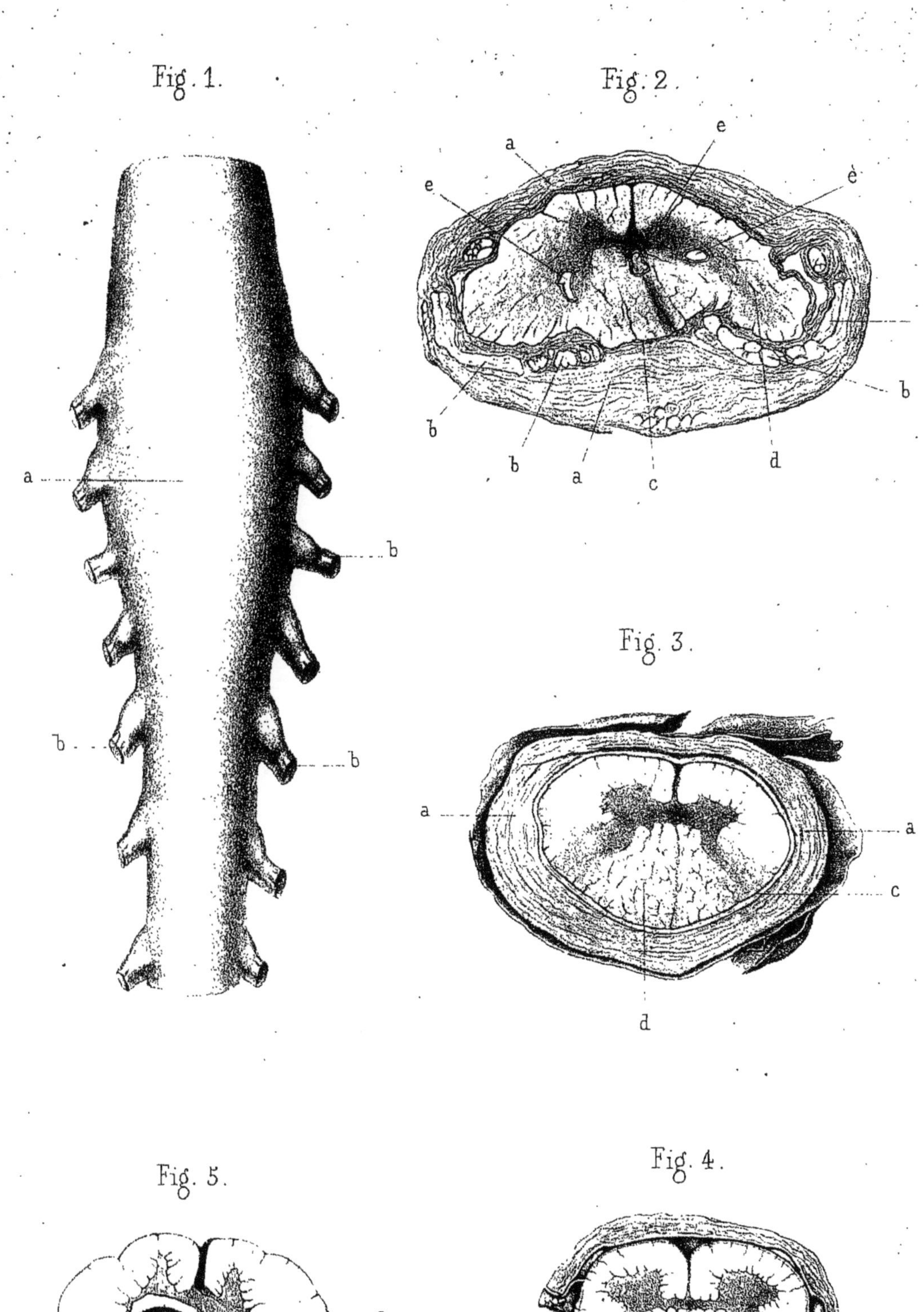

Fig. 1.
a
b
b
b
b
Fig. 2.
a
e
e
e
b
b
b
a
c
d
Fig. 3.
a
a
c
d
Fig. 5.
e
e
d
Fig. 4.
b
b
d
a

www.ingramcontent.com/pod-product-compliance
Ingram Content Group UK Ltd.
Pitfield, Milton Keynes, MK11 3LW, UK
UKHW022051070726
13613UKWH00002B/783